中国医学临床百家 · 病例精解

首都医科大学附属北京地坛医院

普外科、骨科感染性疾病

病例精解

金荣华 ◎ 总主编
蒋　力　赵昌松 ◎ 主　编

科学技术文献出版社
SCIENTIFIC AND TECHNICAL DOCUMENTATION PRESS
· 北 京 ·

图书在版编目（CIP）数据

首都医科大学附属北京地坛医院普外科、骨科感染性疾病病例精解 / 蒋力，赵昌松主编. —北京：科学技术文献出版社，2024.4

ISBN 978-7-5235-1175-6

Ⅰ. ①首⋯ Ⅱ. ①蒋⋯ ②赵⋯ Ⅲ. ①骨疾病—感染—病案 Ⅳ. ① R681

中国国家版本馆 CIP 数据核字（2024）第 029107 号

首都医科大学附属北京地坛医院普外科、骨科感染性疾病病例精解

策划编辑：蔡　霞　　责任编辑：吴　微　　责任校对：王瑞瑞　　责任出版：张志平

出 版 者	科学技术文献出版社
地　　址	北京市复兴路15号　　邮编　100038
编 务 部	（010）58882938，58882087（传真）
发 行 部	（010）58882868，58882870（传真）
邮 购 部	（010）58882873
官 方 网 址	www.stdp.com.cn
发 行 者	科学技术文献出版社发行　　全国各地新华书店经销
印 刷 者	北京虎彩文化传播有限公司
版　　次	2024 年 4 月第 1 版　　2024 年 4 月第 1 次印刷
开　　本	787×1092　1/16
字　　数	185千
印　　张	16.75
书　　号	ISBN 978-7-5235-1175-6
定　　价	148.00元

首都医科大学附属北京地坛医院病例精解

编委会

首都医科大学附属北京地坛医院
普外科、骨科感染性疾病
病例精解

编委会

主编简介

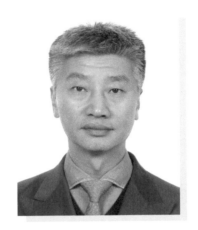

蒋　力

　　首都医科大学附属北京地坛医院普外科主任，主任医师。主要从事普外科方面的治疗和研究工作，尤为擅长以肝硬化及获得性免疫缺陷为背景的普外科疾病的临床处理。兼任首都医科大学普通外科学系委员，以及中国医师协会外科医师分会腹腔镜肝切除发展与推广专家委员会委员、北京医师协会门静脉高压症多学科诊治医师分会副会长、中国医疗保健国际交流促进会胰腺病学分会委员与胃肠外科学分会委员、海峡两岸医药卫生交流协会肿瘤学分会常务委员等多个职务。以第一作者及通讯作者身份在国内外发表专业论文 30 余篇，其中 SCI 收录论文 13 篇。

主编简介

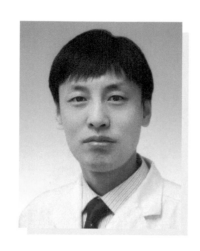

赵昌松

首都医科大学附属北京地坛医院骨科副主任，主任医师，医学硕士。毕业后于中国人民解放军第 306 医院骨科工作。2012 年起于首都医科大学附属北京地坛医院骨科工作。擅长颈、腰椎等脊柱疾病和四肢创伤的诊断与治疗。参加了首都卫生发展科研专项、首都临床诊疗技术研究及示范应用等多项课题的研究及多项专利的申请。以第一作者身份发表核心论文 20 余篇，其中 SCI 收录论文 3 篇。曾多次在全国骨科年会及北京骨科年会等会议上发言、获奖、作为主持及讨论嘉宾。兼任多个学术协会委员。

序　言

　　疾病诊疗过程，如同胚胎发育过程，在临床实践的动态变化中孕育、萌发、生长和长成。这一过程需要逻辑思维和临床推理，充满了趣味和挑战。临床医生必须知道如何依据基础病理生理学知识来优先选择检查项目并评估获得的信息，向患者提供安全、可靠和有效的诊疗。

　　患者诊疗问题的解决，一方面，离不开医生与患者面对面的沟通交流；另一方面，在以上基础上进行临床推理（涉及可清晰描述的、可识别的和可重复的若干项启发性策略），这一过程包括最初设想的形成、一种或多种假设的产生、问诊策略的进一步扩展或优化，以及适当临床技能的应用，最终找到病症所在。

　　以案为思，以案促诊。"首都医科大学附属北京地坛医院病例精解"丛书中的每个病例都按照病历摘要、病例分析和病例点评进行编写。读者从中可以了解到在获得病史、体格检查信息后，辅助检查项目和诊断措施在每个病例完整资料库的构建中各自所起的作用和相对的价值。弄清主诉的细节，决定哪些部位和功能需要检查，评估所得到的信息，并决定还需要做些什么。书中也有部分疑难病例给出了大量的病症确诊技术应用实例，而这些技术正是临床医生应该带入临床思维活动中并学会选择的。病例分析和病例点评呈现的是临床医生的逻辑思维与积累的临床经验的融合及应用，也包括新技术的应用和对疾病的新认知，鼓励读者在阅读每个案例后提出自己的逻辑推理，然后与编者的逻辑相比较，以便提升自己的诊疗技能，尽可能避免使用不必要的诊断措施。

"地坛人"与传染病和感染性疾病的斗争历经76载风雨，医院由单一的传染病科发展成为集防、治、保、康为一体的大型综合医院，以治疗与感染和传染相关的急、慢性疾病为鲜明特点，在临床诊疗中积累了丰富的病例资源。本丛书各分册编委会结合感染性疾病和本学科疾病谱特点，力争展现在诊疗中如何获得并处理患者信息，正确使用临床诊断技巧，得出合理、可信的诊断结论，制订诊疗计划，关注患者结局，提升患者就医体验和减轻患者疾病负担。以丛书形式出版旨在体现临床学科特点，与广大同人分享宝贵经验，拓展临床思维，提升诊疗水平，惠及更多的患者。

　　本丛书的编写凝聚了首都医科大学附属北京地坛医院专家们的智慧，得到了密切合作的兄弟医院专家们的大力支持与帮助，在此表示衷心的感谢。由于近年来工程科学与计算和信息科学进一步结合，推动了生命科学和生物技术的发展，新技术、新材料、新方法不断涌现，加之临床思维又是一个不断精进的过程，而我们也受知识所限，书中若有不足之处，诚望同人批评指正。

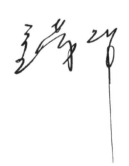

2023 年 12 月于北京

前　言

　　感染性疾病是外科疾病中的一大类疾病，对感染性疾病的诊疗是外科临床工作中重要的一部分。很多感染性疾病需要外科手术进行引流、祛除感染灶，如脓肿的引流、结核灶的清除、病变器官的切除等。而慢性感染性疾病长期作用于机体引起生理、病理改变，衍生出各种并发症和继发疾病，如慢性病毒性肝炎导致肝硬化、门静脉高压症、肝癌，艾滋病出现机会性感染、肿瘤等，都是我们要面对的常见并发症。对于这些慢性感染性疾病患者合并其他疾病时的处理也要充分考虑患者自身特点，如肝炎肝硬化患者的肝功能损害程度、凝血功能情况及血流动力学改变，艾滋病患者的免疫状态、有无机会性感染等，都需要在临床诊疗中充分评估。近 10 年来科技发展日新月异，医学进步也有目共睹，抗逆转录病毒疗法已经使人类免疫缺陷病毒（human immunodeficiency virus，HIV）感染者的寿命接近于正常人群，小分子抗病毒药物使丙型肝炎治愈率大大提高，导航技术、二代测序技术、靶向治疗、免疫治疗也已广泛应用于临床，外科治疗方式也更加微创化。而 HIV 感染者寿命的延长也使其相关并发症、合并症病例增多，抗生素的广泛应用导致各种耐药菌出现，面对新的挑战，外科治疗仍然是感染性疾病及其并发症、合并症治疗的重要手段，不断将新的技术应用于临床诊疗也是外科治疗发展的趋势。

　　首都医科大学附属北京地坛医院普外科和骨科长期治疗各种感染性疾病及其相关并发症、合并症，尤其对于慢性病毒性肝炎、艾滋病并发症及合并症的治疗有丰富经验。本书精选了首都医科大学附属北京地坛医院近 10 年来普外科和骨科治疗的 30 个感染性疾病以及相关并发症、合并症的典型病例和疑难病例进行解析，以感染性相关疾病为主题，以病例为导向，注重临床实用性，通过还原典型病例、疑难病例的诊断、治疗、预后全过程，分析临床特征，点评诊断思维、治疗方法。一个病例就是一个故事，通过讲述故事的发生、发展、结局，并针对病例的特点进行分析和点评，叙述我们的经验和思考，结合影像学检查图片和照片，尽可能地展现每一个故事的精彩，传递首都医科大学附属北京地坛医院普外科和骨科治疗感染性相关疾病的理念和思维，展示新的技术在临床中的应用。

　　本书编者来自首都医科大学附属北京地坛医院普外科和骨科长期从事感染性相关疾病外科治疗的资深专家团队，临床经验丰富。对于从事感染性相关疾病外科治疗的医生而言，本书颇具参考价值；对于其他医生在临床上遇到类似疾病时，本书也有借鉴之处。

　　本书在编撰过程中难免有不足之处，请各位同道批评指正。对于书中病例的诊断治疗如有不同见解，欢迎大家提出宝贵的意见。

目　录

病例 1
乙型肝炎肝硬化性门静脉高压症

病历摘要

【基本信息】

患者，男性，33岁，主因"发现 HBsAg 阳性4年余，乏力1个月"入院。

现病史：患者4年前体检发现 HBsAg 阳性，当时肝功能正常，无发热、乏力、腹胀，未予以系统诊治，未定期复查。2017年4月患者因咳嗽、咽痛就诊于当地医院，化验 WBC 3.52×10^9/L，PLT 32×10^9/L，ALT 49.2 U/L，HBsAg、HBeAg、HBcAb 均为阳性，HBV-DNA 2.81×10^5 IU/mL，腹部超声提示肝硬化、脾大、门静脉高压、肝源性胆囊，胸部 CT 平扫提示肝脏弥漫性改变（肝硬化）、脾大、食管胸下段异常改变（静脉曲张?），考虑乙型肝炎肝硬化。后

笔记

转入我院，完善胃镜检查提示食管胃底静脉曲张（重度），给予恩替卡韦抗病毒、卡维地洛降低门静脉压力，并给予保肝、退黄等治疗。患者出院后病情尚平稳，规律服用药物。2017 年 8 月于我院复诊，查胃镜提示食管胃底静脉曲张（中度），继续服用卡维地洛治疗，规律服用复方阿米洛利利尿治疗。2018 年复查胃镜提示食管胃底静脉曲张（中度），红色征阳性。此后多次因腹胀、乏力在我院住院治疗。近 1 个月自觉乏力加重，门诊以"乙型肝炎肝硬化"收入院。

既往史：平素健康状况一般，否认高血压、冠心病、糖尿病病史，否认其他传染病病史，否认食物、药物过敏史，否认手术、外伤史。

个人史：无地方病疫区居住史，无传染病疫区生活史，无冶游史，否认吸烟史，否认饮酒史，已婚已育。

【体格检查】

体温 36.5℃，脉搏 65 次 / 分，呼吸 18 次 / 分，血压 120/70 mmHg。

普外科专科情况：腹部膨隆，未见胃肠蠕动波，未见胃型，未见肠型，腹部柔软，全腹无压痛及反跳痛，腹部未触及包块，脾脏 Ⅱ 度肿大，脾下极位于肋下 5 cm，质地韧，无触痛。肝、胆囊未触及，Murphy 征（－），麦氏点无压痛，双侧输尿管无压痛，未及液波震颤，腹部叩诊鼓音，移动性浊音（－），肝、双肾区叩击痛（－），肠鸣音正常，3 次 / 分，未闻及气过水音。

【辅助检查】

实验室检查

血常规：WBC 1.81×10^9/L，HGB 106 g/L，PLT 24×10^9/L。

肝功能：ALT 19.3 U/L，AST 20.2 U/L，TBIL 35.1 μmol/L，DBIL 15.7 μmol/L，ALB 34.1 g/L，CHE 3622 U /L。

凝血功能：PT 19.1 s，PTA 45%。

艾滋病、梅毒、丙型肝炎病原学检查：阴性。

乙肝五项：乙肝表面抗原、核心抗体阳性。乙型肝炎病毒载量＜ 20 IU/mL。

肿瘤标志物：AFP 2.53 ng/mL，CEA 1.2 ng/mL，CA-199 16.0 U/mL，CA-153 8.1 U/mL。

特种蛋白：IgG 11.50 g/L，IgA 2.09 g/L，IgM 2.93 g/L，C3 0.36 g/L，C4 0.09 g/L，CER 0.17 g/L，RF ＜ 20 IU/mL，ASO 42 IU/mL。

影像学检查

腹部超声：肝硬化，脾大，腹水，肝内回声结节状，胆囊壁水肿，脾静脉扩张，门静脉高压血流改变，侧支循环形成，门静脉主干及右支附壁血栓。

胃镜（图 1-1）：食管胃底静脉曲张（重度，红色征阳性），门静脉高压性胃病。

腹部 CT 平扫＋增强（图 1-2）：肝硬化，脾大，食管下段及胃底静脉曲张，脐静脉侧支开放、门静脉系统多发栓塞可能，肝右叶小结节状异常强化灶，小血管瘤？脾内小囊肿。左肾小囊肿。

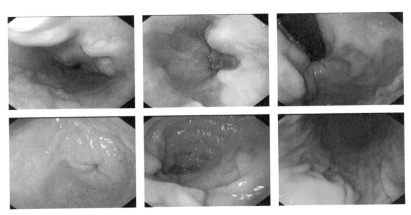

图 1-1　胃镜检查结果

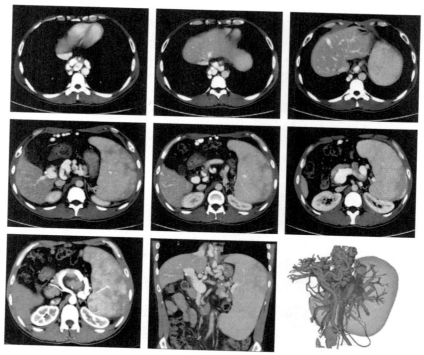

图 1-2　术前腹部增强 CT 检查及三维重建

【诊断】

乙型肝炎肝硬化失代偿期、门静脉高压症、食管胃底静脉曲张（重度）、脾大、脾功能亢进、腹水、门静脉血栓形成、脾囊肿、左肾囊肿。

【治疗经过】

①予以软食，注意休息，避免感染；②给予谷胱甘肽保肝治疗，奥美拉唑钠抑制胃酸分泌，恩替卡韦抗病毒，呋塞米、螺内酯利尿等治疗；③患者巨脾，重度脾功能亢进，胃镜提示胃底静脉曲张（重度）且红色征阳性，肝功能 Child-Pugh 评分 8 分，为 B 级，具有脾脏切除＋选择性贲门周围血管离断术手术指征，完善检查后未发现绝对手术禁忌证，术前给予阿伐曲泊帕升血小板，保肝，间断输血浆改善凝血功能，择期行脾切除＋选择性贲门周围血管离断术。术后加强

保肝治疗，给予抑酸治疗，防止术后应激性溃疡；同时给予止血、补液对症治疗，密切观察患者引流情况。术后 24 小时患者引流液清亮，无活动性出血征象，血小板升至 135×10^9/L，遂给予低分子量肝素皮下注射预防门静脉系统血栓。患者恢复顺利，两周后出院，出院后继续口服利伐沙班抗凝治疗，同时继续抗病毒、保肝等治疗。

【随访】

随诊 6 个月后，患者腹水消失，检查肝功能正常，血白细胞及血小板恢复至正常水平，无上消化道再出血发生。患者术后 6 个月腹部增强 CT 检查及三维重建见图 1-3。

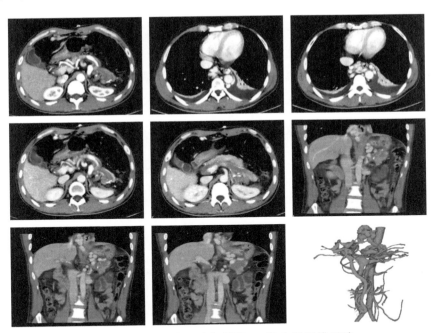

图 1-3　术后 6 个月腹部增强 CT 检查及三维重建

病例分析

患者检查发现存在脾大、脾功能亢进、食管胃底静脉曲张、腹水，符合门静脉高压症诊断标准。结合病史分析病因：首先，患者发现乙型肝炎病毒感染病史 4 年，腹部超声和 CT 提示存在肝硬化，故考虑为肝硬化所引起的肝窦和窦后阻塞性门静脉高压症；其次，患者影像学检查发现门静脉系统多发栓塞，需要与门静脉栓塞导致的肝前型门静脉高压症鉴别，该患者腹部超声和 CT 提示门静脉血栓为附壁血栓，门静脉管腔通畅，故可以排除肝前型门静脉高压症。

门静脉高压症是各种原因造成门静脉血流受阻或血流量增加引起的门静脉压力升高，进而引起脾大、脾功能亢进、食管胃底静脉曲张、呕血或黑便、腹水等并发症。门静脉压力正常为 $12 \sim 24\ cmH_2O$，当门静脉压力大于 $25\ cmH_2O$ 时即定义为门静脉高压症。门静脉血流阻力增加是门静脉高压症的始动因素，按照阻力增加部位，可将门静脉高压症分为肝前型、肝内型和肝后型，肝内型又可分为窦前型、窦后型和窦型。肝硬化所致的门静脉高压症属于肝窦和窦后阻塞性，首先，其病理改变为增生的纤维束和再生的肝细胞结节挤压肝小叶内的肝窦，使其变窄、闭塞，导致门静脉血流受阻；其次，由于肝小叶间汇管区的肝动脉小分支和门静脉小分支之间的动静脉交通支在肝窦受压和阻塞时大量开放，肝动脉血流直接流入压力较低的门静脉小分支，使门静脉压力增高。

在我国，肝硬化是门静脉高压症的常见病因。门静脉高压症食管胃底静脉曲张破裂出血是肝硬化失代偿期最为严重的并发症，也是肝硬化患者主要的死亡原因之一。因此，门静脉高压症的治疗是针对食管胃底静脉曲张破裂出血、脾功能亢进、顽固性腹水的多学科治疗。尽管非选择性 β 受体阻断剂等药物、内镜和介入治疗为首选，但仍然无法完全取代外科治疗的作用。外科治疗方法包括断流术、各种分流术、断流联合分流术及肝移植。肝移植是肝硬化门静

笔记

脉高压症的唯一根治性方法，但由于供体紧张的情况难以改善，限制了肝移植的应用。

断流术是我国门静脉高压症外科的主流术式，其优点在于：①对患者肝功能的要求比分流术低；②切除了脾脏，解除脾功能亢进，改善患者凝血功能和免疫功能；③阻断门奇静脉间的异常血流，控制曲张静脉出血；④不引起肝性脑病；⑤近年来的研究显示，脾切除后还可以改善肝硬化患者的肝功能，改善肝纤维化。断流术5年和10年存活率分别为91.4%和70.7%，5年和10年再出血率分别为6.2%和13.3%，优于药物和内镜治疗。断流术后门静脉血栓发生率为16.9%～41.2%，术后门静脉血栓的形成主要与血管内皮的损伤、门静脉系统血流动力学及血液凝固性的改变有关。术后早期抗凝治疗是预防门静脉血栓形成的重要措施，一旦发生门静脉血栓，介入下溶栓、取栓和TIPS治疗可取得良好效果。

📋 张珂教授病例点评

该患者4年前发现乙型肝炎病毒感染，病毒复制活跃，虽经抗病毒治疗，但仍进展至肝硬化阶段。患者检查血常规提示白细胞、红细胞和血小板下降，腹部超声及CT检查提示脾大，胃镜检查发现患者食管胃底静脉曲张，诊断门静脉高压症成立。为了预防食管胃底静脉曲张破裂出血，予以非选择性β受体阻断剂进行一级预防。但患者复查食管胃底静脉曲张程度逐渐加重，并出现红色征阳性，发生急性食管胃底静脉曲张破裂出血的风险极大。另外，患者存在重度脾功能亢进，血小板低于$30 \times 10^9/L$，有发生自发性出血的风险，因此存在行脾切除＋选择性贲门周围血管离断术的手术指征。患者肝功能 Child-Pugh 评级 B 级，虽然患者术前检查腹部超声和 CT 均发现存在门静脉系统血栓形成，但为附壁血栓，栓塞范围未超过血管直径的 1/2，无手术禁忌证。

术前腹部增强 CT 检查和三维重建结果可见胃冠状静脉的食管支明显增粗、迂曲，形成粗大的分流通道，这一自发形成的分流通道是门静脉重要的分流通路。如果按照传统的贲门周围血管离断术，需要离断胃冠状静脉的胃支、食管支及异位高位食管支，则必然破坏自发形成的分流通路。2006 年，国内学者杨镇提出选择性贲门周围血管离断术，主张紧贴下端食管（6～10 cm 长）的外膜和胃底贲门区的浆膜逐一离断所有进入食管壁和胃壁内的输入静脉，保留了胃左静脉主干和食管旁静脉的完整性。该患者行选择性贲门周围血管离断术后，复查腹部 CT 和三维重建，可见食管支被完整保留，食管黏膜内曲张静脉消失，在保证手术效果的同时，保留了自发形成的分流通路。

术前腹部增强 CT 可见脾动脉明显增粗，而肝动脉纤细，这与"脾脏窃血"有关。切除脾脏后，可以增加肝动脉供血，术后复查腹部 CT 可见肝动脉较术前增粗，这使肝脏供血量增加，有利于肝功能的改善。

该患者术前存在门静脉附壁血栓，术后复查虽然血栓有所增加，但患者腹水消失，门静脉血流仍然通畅，提示门静脉血栓并未引起严重并发症。术后早期抗凝对断流术后预防门静脉血栓至关重要。在临床工作中，术后如果没有活动性出血，且血小板 $> 100 \times 10^9/L$，则开始皮下注射低分子量肝素；在无活动性出血的情况下鼓励患者尽早下床活动；出院后维持口服阿司匹林或利伐沙班，血小板恢复正常后停用。

【参考文献】

1. SIMONETTO D A，LIU M，KAMATH P S. Portal hypertension and related complications：diagnosis and management. Mayo Clin Proc，2019，94（4）：714-726.

2. 中华医学会外科学分会脾及门静脉高压外科学组.肝硬化门静脉高压症食管、胃底静脉曲张破裂出血诊治专家共识（2019版）.中国实用外科杂志，2019，39（12）：1241-1247.

3. 北京医师协会门静脉高压专科医师分会，中国研究型医院学会肝病专业委员会门静脉高压学组，中国研究型医院学会肝病专业委员会.肝硬化门静脉高压症多学科诊治（基于肝静脉压力梯度）专家共识.临床肝胆病杂志，2021，37（9）：2037-2044.

4. MAURO E，GADANO A. What's new in portal hypertension? Liver Int，2020，40（Suppl 1）：122-127.

5. GRACIA-SANCHO J，MARRONE G，FERNANDEZ-IGLESIAS A. Hepatic microcirculation and mechanisms of portal hypertension. Nat Rev Gastroenterol Hepatol，2019，16（4）：221-234.

（赫嵘　张宏伟　整理）

病例 2
先天性胆管扩张症合并戈登链球菌感染

病历摘要

【基本信息】

患者，女性，35岁，主因"纳差、尿黄、皮肤黄2个月"入院。

现病史：患者2个月前无明显诱因下出现纳差、厌油腻，伴恶心，无呕吐，无畏寒、发热。10天后出现尿黄、皮肤黄，伴灰白便，无腹痛、腹胀，无畏寒、发热。于当地医院检查CT、MRCP提示肝内外胆管扩张、胆总管梗阻，10余天前于外院行PTCD，术后黄疸逐渐下降。为进一步诊治来我院，门诊以"梗阻性黄疸"收入院。患者自患病以来精神可，进食减退，二便通畅，体重无下降。

既往史：否认高血压、冠心病、糖尿病病史，否认其他传染病病史，否认食物、药物过敏史，否认手术、外伤史。

个人史：无地方病疫区居住史，无传染病疫区生活史，无冶游史，否认吸烟史，否认饮酒史，已婚已育。

【体格检查】

体温 36.3℃，脉搏 70 次 / 分，呼吸 18 次 / 分，血压 106/65 mmHg。

普外科专科情况：皮肤巩膜中度黄染，腹部平坦，对称，未见胃肠型及胃肠蠕动波，左上腹可见 PTCD 引流管，全腹未见手术瘢痕，未见腹壁静脉曲张。腹质软，无肌紧张，全腹压痛（－），反跳痛（－），未及液波震颤，振水音（－），肝脏肋下未触及，剑下未触及，胆囊未触及肿大，Murphy 征（－），脾肋下未触及，麦氏点压痛（－），双肾未扪及，双侧输尿管压痛（－），全腹部叩诊呈鼓音，肝肺浊音界存在，肝上界位于右侧锁骨中线上第 6 肋间，肝区叩击痛（－），脾区叩击痛（－），移动性浊音（－），双肾区叩击痛（－），肠鸣音正常，3 ～ 4 次 / 分，全腹部未闻及血管杂音。

【辅助检查】

实验室检查

血常规：WBC 6.8×10^9/L，HGB 135 g/L，PLT 493×10^9/L。

肝功能：ALT 238.9 U/L，AST 175.5 U/L，TBIL 149.7 μmol/L，DBIL 117.4 μmol/L，ALB 46.6 g/L，CHE 7122 U/L。

凝血功能：PT 14.0 s，PTA 68%。

艾滋病、梅毒、丙型肝炎 / 乙型肝炎病原学检查：阴性。

肿瘤标志物：AFP 3.56 ng/mL，CEA 1.1 ng/mL，CA-199 35.1 U/mL，CA-153 16.3 U/mL。

胆汁培养：无细菌检出。

胆汁感染病原高通量测序：戈登链球菌（表 2-1）。

表 2-1 胆汁感染病原高通量测序报告

类型	中文名称	拉丁名称	相对丰度 [a]	序列数
G⁺	戈登链球菌	Streptococcus gordonii	59.17%	232 268
G⁺	血链球菌	Streptococcus sanguinis	4.64%	18 195

a. 相对丰度：样本中检测出该物种的序列数占总序列数（非宿主序列）的百分比。

影像学检查

腹部超声：肝外胆管局限性扩张，胆囊区无回声，胆囊？脾大。

腹部 CT 平扫＋增强（图 2-1）：经皮肝穿刺置管后改变，左肝管稍扩张，肝左外叶灌注异常，脾大，右肾囊肿，双肾低强化影，肾盂肾炎？肝门区淋巴结肿大。

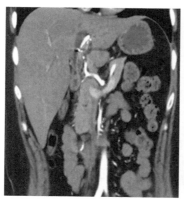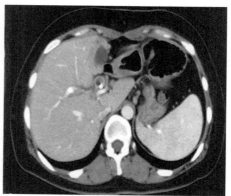

图 2-1 腹部 CT

腹部 MRCP（图 2-2）：经皮肝穿刺置管后改变，胆囊体积小，左肝管稍扩张，肝裂内见囊袋状 T_2WI 高信号，肝左叶见 DWI 高信号，肝门及后腹膜多发肿大淋巴结。

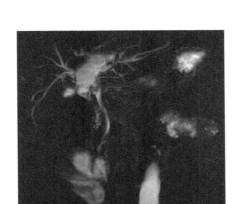

图 2-2 腹部 MRCP

【诊断】

梗阻性黄疸、胆管癌？先天性胆管扩张症？胆系感染。

【治疗经过】

①予以清淡饮食，卧床休息；②给予谷胱甘肽、异甘草酸镁、丁二磺酸腺苷蛋氨酸、熊去氧胆酸保肝退黄治疗，继续 PTCD 外引流胆汁；③经上述治疗，患者肝功能明显好转后，行手术治疗。行剖腹探查术见肝圆韧带右侧存在肝左内叶边缘膈面的囊性占位，沿肝门横沟走行，肝脏外裸露部分可见其粗约 1.5 cm、长约 3 cm，沿肝门横沟左侧走行处和左肝蒂 Glisson 鞘融合，肝门部肝外胆管内似可扪及胆管内占位病变，但质地软，胆管壁外观无异常，切除扩张的胆管冰冻病理检查未见肿瘤，考虑先天性胆管扩张症，遂行左半肝切除＋胆囊切除＋肝外胆管切除＋右肝管空肠吻合术。术后给予保肝、退黄及头孢米诺联合奥硝唑抗感染等治疗，患者恢复顺利。术后病理：（左半肝）肝管柱状上皮黏膜组织呈慢性活动性炎，间质水肿、纤维组织增生，内见大量淋巴细胞、中性粒细胞及嗜酸性粒

笔记

13

细胞等混合炎细胞浸润，局灶伴出血；多发单纯性囊肿；未见肿瘤；周围肝组织呈淤胆型肝炎改变，局灶肝细胞溶解坏死。（胆囊）慢性胆囊炎。免疫组化结果：CD34（＋），D2-40（＋）。病理诊断：考虑为化脓性 / 硬化性胆管炎（类似原发性硬化性胆管炎）伴淤胆型肝炎（G2S1）。

【随访】

患者术后随访 1 年，恢复良好，肝功能指标恢复正常，谷丙转氨酶 30 U/L，谷草转氨酶 19.6 U/L，总胆红素 5.7 μmol/L，直接胆红素 1.5 μmol/L，白蛋白 45.1 g/L，胆碱酯酶 6922 U /L。血常规：白细胞 6.4×10^9/L，中性粒细胞百分比 61.2%。

病例分析

患者因无痛性进行性黄疸入院，化验肝功能提示总胆红素升高，以直接胆红素为主，检查腹部 CT、MRCP 提示肝内外胆管扩张、胆总管梗阻，诊断梗阻性黄疸成立。梗阻性黄疸指由胆道内或胆道邻近部位的良、恶性病变阻碍胆汁经由胆道流入十二指肠，引发胆道内压力增高，胆汁由肝细胞和毛细胆管逆流入血窦、窦周，使血中结合胆红素水平升高引起的黄疸。胆道梗阻多由恶性肿瘤、胆道结石或胆道良性狭窄引起。胆道结石引起的梗阻性黄疸，多表现为腹痛、黄疸、发热，即 Charcot 三联征，影像学检查可见胆道内结石，但该患者并无以上临床表现，故其胆道梗阻的原因应考虑为胆管恶性肿瘤或者良性狭窄。最终经手术和病理证实为先天性胆管扩张症。

先天性胆管扩张症多发于女性，男女比为 1 ：（3 ～ 4），胆管壁先天性发育不良及胆管末端狭窄或闭锁是发病的基本因素。根据胆管扩张的部位、范围和形态，临床常用 Todani 分型方法将先天性胆管扩张症分为五型：Ⅰ型：囊性扩张，占 80% ～ 90%，可累及肝总管、胆总管的全部或部分；Ⅱ型：憩室样扩张；Ⅲ型：胆总管十二指肠开口部囊性突出；Ⅳ型：肝内外胆管扩张；Ⅴ型：肝内胆管扩张，即 Caroli 病。该患者属于Ⅳ型胆管扩张症。扩张的囊壁常因炎症、胆汁潴留而引起溃疡甚至癌变，其癌变率为 10%，成人接近 20%，故本病一经确诊应尽早手术，主要手术方式为完全切除扩张胆管和胆肠 Roux-en-Y 吻合。

梗阻性黄疸患者容易继发胆道系统感染，尤其经过 PTCD 或者 ERCP 进行胆道引流后，胆道系统感染发生率可达 15% ～ 47%。因此，临床中为梗阻性黄疸患者常规行胆汁培养，在术前明确胆道感染病原菌，对围手术期控制胆道感染、促进患者术后恢复极为重要。常规培养因受到标本细菌数量和检测仪器等限制，使得部分细菌种属无法鉴定或者出现错误鉴定的结果。随着下一代测序技术（next-generation sequencing，NGS）的不断发展，其在感染性病原检测、病原生物学特征和分子流行病学分析中展现了独特的技术优势和广阔的应用前景。其中基于宏基因组测序（metagenomic sequencing，mNGS）无须靶向扩增，无须致病源基因组序列信息，因而能够检测包括细菌、病毒、真菌、寄生虫等所有病原体，还能同步检测病原体的耐药基因和毒力基因等信息，在临床标本直接检测病原体上得到更广泛的应用。

该患者术前胆汁培养未检测出病原菌，经高通量测序，检测出戈登链球菌。戈登链球菌是人体口腔、咽部的定植菌，也可附着在医疗设备表面，引发血液、皮肤及肺部等的侵入性感染。该菌感染导致心内膜炎的发生较为常见，多数患者均有接受侵入性手术的经历，带菌器械及患者是该菌的主要传染来源。大肠埃希菌、粪肠球菌、屎肠球菌等来自肠道的条件致病菌为导致胆道感染的主要病原菌，戈登链球菌所致的胆道感染较少见。分析本例患者胆道感染原因，考虑为行 PTCD 操作所致可能性最大，因此临床工作中要高度重视术中操作和消毒流程，尽量避免病原菌的入侵和定植。对于胆道感染，要在保证引流通畅的基础上，选用敏感抗生素进行治疗。

张珂教授病例点评

该患者为青年女性，因无痛性、进行性黄疸起病，经检查诊断为梗阻性黄疸。术前曾行侵入性操作（PTCD），这是胆道感染的高危因素。术前行胆汁培养，未发现病原菌，借助感染病原高通量测序这一先进手段，明确病原菌为较少见的戈登链球菌。病原菌的确定，对术前胆道感染的治疗、术后抗生素的选择起到了关键作用，并为患者术后顺利恢复奠定了基础。

先天性胆管扩张症发病原因：①先天性胰胆管合流异常；②先天性胆道发育不良；③遗传因素。本病一经确诊应尽早手术，否则可能因反复发作胆管炎导致肝硬化、癌变或囊状扩张胆管破裂等严重并发症。Ⅳ型先天性胆管扩张症可累及肝内及肝外胆管，故又可进一步分为Ⅳ A 型和Ⅳ B 型。Ⅳ A 型可累及肝内及肝外胆管，常可于肝门部发现原发性的胆管狭窄。虽然Ⅳ型常累及双侧肝叶，但仅累及肝左叶的亦不少见，单发累及肝右叶的则较为少见。Ⅳ B 型则是肝外胆管多发性囊性扩张，而肝内胆管未受累及。根据术中探查情况，该患者为Ⅳ A 型先天性胆管扩张症。如仅行肝外胆管切除，则术后胆道狭窄率、胆管结石复发率及再手术率均明显高于行肝外胆管囊肿切除联合受累肝段切除，故应行左半肝切除＋胆囊切除＋肝外胆管切除＋右肝管空肠吻合术。

【参考文献】

1. 王旭明，吴华，周晓君.戈登链球菌引起败血症1例并文献复习.中国热带医学，2017，17（7）：737-739.

2. YE Y，LUI V C H，TAM P K H. Pathogenesis of choledochal cyst：insights from genomics and transcriptomics. Genes（Basel），2022，13（6）：1030.

3. 中华医学会外科学分会胆道外科学组.胆管扩张症诊断与治疗指南（2017版）.中华消化外科杂志，2017，16（8）：767-774.

4. CHENG L，PENG S，HUO S，et al. Risk factors for the development of biliary tract infection after choledochal malformations surgery. Asian J Surg，2023，46（1）：478-482.

5. FERRARI C，BLANCO RODRIGUEZ M，MOLINA V，et al. Biliary tree cysts and surgical treatment：outcomes in a multicentric study. J Laparoendosc Adv Surg Tech A，2022，32（3）：277-281.

（赫嵘　张宏伟　整理）

病例 3
胃癌合并 HIV 感染

病历摘要

【基本信息】

患者，男性，72 岁，主因"间断黑便、贫血 7 月余，发现胃占位 5 月余"入院。

现病史：患者 7 月余前因脑梗死口服阿司匹林后间断出现黑便，数天 1 次，便秘，无鲜血便、黏液便等，无明显腹痛、里急后重等不适，未予重视。5 月余前患者因脑梗死后复查就诊于当地医院，查血常规 HGB 68 g/L，行全腹 CT 示胃窦区占位，考虑胃窦癌合并胃周多发淋巴结转移。胸部 CT 示双肺多发结节，建议密切随诊复查；双侧腋窝多发肿大淋巴结。后因发现 HIV 感染、梅毒于我院就诊，行电子胃镜检查：胃窦见一巨大黏膜破坏灶，周围呈环堤状隆起，表面覆盖污秽苔，病灶累及幽门口，胃窦蠕动差，于胃窦部取组织 5 块送病理，质脆，幽门变形、开闭欠佳。胃镜活检病理:（胃窦）幽门腺黏膜组织 5 块，其中 2 块组织内可见中分化腺癌浸润。免疫组化结果：PD-L1[肿瘤细胞（ − ），免疫细胞（ 5%+ ）]，PD-1[肿瘤细胞（ − ），免疫细胞（ 3%+ ）]，AE1/AE3（ + ），CK20（ − ），CK7（ + ），Her-2（ 1+ ），Ki-67（ 80%+ ），P53（ 突变型 ）。之后开始 SOX 方案化疗联合免疫治疗，具体为奥沙利铂 130 mg/m^2 取 180 mg 第一天使用，替吉奥 40 mg/m^2，60 mg 每日两次，每 21 天为 1 个周期，替雷利珠单抗 100 mg 每 21 天为 1 个周期。复查腹部 CT 示腹腔转移淋巴结较前增大，评效 SD（增大）。又给予 DOS 方案化疗 4 个周期，具体为多西他赛 60 mg/m^2 取 95 mg，奥沙利铂 85 mg/m^2 取 130 mg 第一天使用，替吉奥 40 mg/m^2，60 mg 每日两次，每 21 天为 1 个周期。复查腹部 CT 提示胃窦大弯侧结节较前缩小，腹腔淋巴结较前明显缩小。肿瘤经治疗后发生部分缓解。患者自上次出院以来，精神、饮食、睡眠可，二便基本如常，体重无明显改变。

既往史：前列腺增生 20 余年，现口服非那雄胺治疗。2 型糖尿病 7 年余，目前口服格列美脲 1 片 qd，阿卡波糖 1 片 tid 降糖，血糖控制可。脑梗死病史近 1 年，已溶栓，高脂血症，后规律口服阿司匹林及阿托伐他汀，因消化道出血已停用阿司匹林。6 个月前外院住院期间发现 HIV 抗体阳性，确证试验阳性，目前已开始抗病毒治疗，同时发现梅毒抗体阳性，已驱梅治疗。化疗后继发白细胞减少及肝损伤。否认高血压、冠心病病史，否认其他传染病病史，否认食物、药物过敏史，否认手术、外伤史。

个人史：无地方病疫区居住史，无传染病疫区生活史，无冶游史，否认吸烟史，否认饮酒史，已婚已育。

19

【体格检查】

体温 36.6℃，脉搏 75 次 / 分，呼吸 19 次 / 分，血压 130/70 mmHg。

普外科专科情况：腹部平坦，未见胃肠蠕动波，未见胃型，未见肠型，腹部柔软，未及液波震颤，振水音阴性，全腹无压痛及反跳痛，腹部未触及包块，肝、脾、胆囊未触及，Murphy 征阴性，麦氏点无压痛，双侧输尿管无压痛，腹部叩诊鼓音，肝肺浊音界存在，位于右锁骨中线上第 5 肋间，移动性浊音阴性，肝区叩击痛阴性，双侧肾区无叩击痛，肠鸣音正常，4 ～ 6 次 / 分，全腹部未闻及血管杂音。肛门、外生殖器未见异常。

【辅助检查】

实验室检查

血常规：WBC 2.79×10^9/L，HGB 81 g/L，PLT 77×10^9/L。

肝功能：ALT 30.2 U/L，AST 27.6 U/L，TBIL 7.8 μmol/L，DBIL 3.3 μmol/L，ALB 33.9 g/L，CHE 4484 U/L。

肿瘤标志物：AFP 3.26 ng/mL，CEA 2.3 ng/mL，CA-199 6.5 U/mL，CA-153 14.7 U/mL。

辅助性 T 细胞亚群：CD4+T 淋巴细胞 392 cells/μL。HIV 病毒载量未检测到。

影像学检查

胃镜检查（图 3-1）：食管未见异常。贲门未见异常。胃底胃体黏膜光滑柔软，橘红色，红白相间，以红为主。胃角弧形，黏膜光滑柔软，橘红色，红白相间，以红为主。胃腔黏液池白色，量适中。胃窦见一巨大黏膜破坏灶，周围呈环堤状隆起，表面覆盖污秽苔，病灶累及幽门口，胃窦蠕动差，于胃窦部取组织 5 块送病理，质脆，幽门变形、开闭欠佳。十二指肠球部黏膜光滑，未见充血、糜烂或溃疡。十二指肠降部未见明显异常。

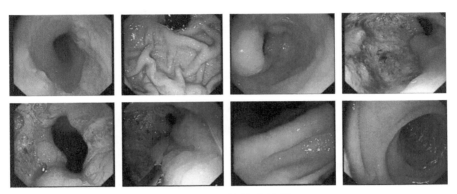

图 3-1　胃镜检查结果

腹部 CT 平扫＋增强检查（图 3-2）：胃恶性肿瘤复查，胃窦大弯侧结节较前缩小，周围淋巴结较前缩小。

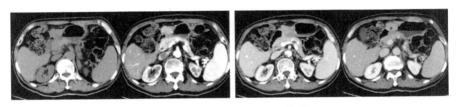

图 3-2　腹部 CT 平扫＋增强

血管超声：左下肢肌间静脉血栓形成，右上肢静脉 PICC 管术后，锁骨下静脉段血栓形成。

病理结果：（胃窦）幽门腺黏膜组织 5 块，其中 2 块组织内可见中分化腺癌浸润。特殊染色结果：W-S（－）。免疫组化结果：PD-L1 [肿瘤细胞（－），免疫细胞（5%+）]，PD-1 [（肿瘤细胞（－），免疫细胞（3%+）]，AE1/AE3（+），CK20（－），CK7（+），Her-2（1+），Ki-67（80%+），P53（突变型）。

【诊断】

胃恶性肿瘤、2 型糖尿病、高脂血症、脑梗死后遗症、下肢深静

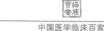
脉血栓形成、反流性食管炎、前列腺增生、HIV 感染（无症状期）、梅毒。

【治疗经过】

①糖尿病饮食，监测调节血压、血糖；②继续抗 HIV 治疗，患者既往有下肢静脉血栓，入院 VTE 评分为高危，弹力袜预防下肢深静脉血栓形成，加强踝泵运动，同时给予低分子量肝素抗凝治疗；③患者胃癌诊断明确，经术前辅助化疗，现患者胃癌病灶较前明显缩小，有手术指征，完善检查后未见绝对手术禁忌证，故行全麻下胃癌 D2 根治术。术中探查发现胃体近胃窦部大弯侧触及胃壁范围 2 cm 增厚，胃后壁游离，与胰腺间疏松粘连。胃小弯侧近胃左动脉、肝十二指肠韧带内、胃窦处可触及肿大淋巴结。术中清扫结肠中动脉周围（NO.15）、肠系膜上静脉周围（NO.14）、幽门下（NO.6）、胃网膜右动脉右半（NO.4d）、胃网膜左动静脉周围（NO.4sb）、肝十二指肠韧带（NO.12）、幽门上（NO.5）、脾动脉旁（NO.11p）、胃左动脉旁（NO.7）、腹腔动脉旁（NO.9）、肝总动脉旁（NO.8）、胃小弯（NO.3）、贲门右（NO.1）等各组淋巴结。行 Billroth Ⅱ式胃空肠吻合。手术过程顺利，术后给予禁食水、肠外营养支持，头孢米诺预防感染。患者术后恢复顺利。术后病理：（胃癌根治术标本）胃黏膜组织呈慢性炎症伴溃疡形成及活动期改变，小凹上皮增生伴中度肠化，溃疡周围部分区腺上皮伴轻-中度异性增生；肌层间可见散在个别异型性上皮巢，考虑为肿瘤残留，并见多量组织细胞浸润及异物巨细胞反应，符合肿瘤治疗后改变。胃小弯侧淋巴结 15 枚，其中 14 枚未见癌转移，1 枚淋巴组织内可见小灶肿瘤残留，并见多量组织细胞浸润及异物巨细胞改变；胃大弯侧淋巴结 11 枚，未见癌转移（0/11）；两断端及网膜组织未见著变。肿瘤退缩分级（CSCO

笔记

标准）1 级，退缩良好（单个或小灶癌细胞残留）。

【随访】

患者恢复顺利，术后 1 个月开始继续 DOS 方案化疗 8 个周期，复查未发现肿瘤复发、转移。

病例分析

患者为老年男性，上消化道出血，胃镜检查提示胃窦巨大隆起溃疡型病变，病理提示中分化腺癌，腹部 CT 提示胃窦大弯侧结节状增厚，临近浆膜层不光整，脂肪间隙少许渗出，胃窦小弯侧肿大淋巴结 1 枚，诊断胃癌（$cT_{4a}N_1M_0$，Ⅲ期）成立。在我国，胃癌发病率和死亡率均居恶性肿瘤第 3 位，其发病危险因素主要包括：患幽门螺杆菌感染、慢性萎缩性胃炎、恶性贫血等疾病；胃癌家族史；吸烟、饮酒、高盐饮食等不良生活习惯等。胃癌早期症状不明显，多数患者确诊时已处中晚期，即便手术治疗 5 年生存率仍低于 30%，而早期病例经及时治疗，5 年生存率可达 90% 以上，故对胃癌强调早诊、早治。

人类免疫缺陷病毒（human immunodeficiency virus，HIV）通过感染和破坏 $CD4^+$ 细胞（也称为 T 辅助细胞）影响免疫系统。$CD4^+$ 细胞在免疫系统中发挥关键作用，帮助产生抗体以抵御感染。健康个体血液中通常具有 $CD4^+$ 细胞 800 ～ 1200 个 /μL。当 $CD4^+$ 细胞计数减少到 200 个 /μL 时，HIV 感染诊断转变为获得性免疫缺陷综合征（acquired immune deficiency syndrome，AIDS）。AIDS/HIV 感染者罹患侵袭性非霍奇金淋巴瘤、卡波西肉瘤和侵袭性宫颈癌，这些癌症被称为艾滋病定义恶性肿瘤（AIDS-defining cancers，ADC）。

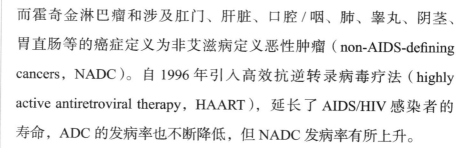

而霍奇金淋巴瘤和涉及肛门、肝脏、口腔／咽、肺、睾丸、阴茎、胃直肠等的癌症定义为非艾滋病定义恶性肿瘤（non-AIDS-defining cancers，NADC）。自 1996 年引入高效抗逆转录病毒疗法（highly active antiretroviral therapy，HAART），延长了 AIDS/HIV 感染者的寿命，ADC 的发病率也不断降低，但 NADC 发病率有所上升。

HIV 感染者诊断时年龄的增加是发展为 NADC 的重要风险。对此有以下几种解释：那些年龄较大的 HIV 感染者可能在确诊前已感染较长时间，从而使他们面临更大的 NADC 风险；年龄本身是癌症发展的已知风险，在以前的研究中，高龄被确定为发展为 NADC 的一个重要风险因素。多项研究表明，与 HIV 阴性患者相比，AIDS/HIV 感染者罹患胃肠道恶性肿瘤的总体生存率更差，其全因死亡率高于其他患者 [HR 1.34（1.16 ～ 1.54）]。WHO 建议，无论 CD4$^+$T 细胞计数高低，都应该进行 HAART，可降低常见 NADC 患病的风险。

张珂教授病例点评

该患者高龄，上消化道出血，完善检查后诊断为进展期胃癌，同时发现 HIV 感染。对于进展期胃癌，应力争根治性手术切除，完整切除原发病灶，彻底清扫区域淋巴结，必要时可扩大手术范围包括联合脏器切除和（或）D2 以上淋巴结清扫，从而达到 R0 根治的效果。对于进展期胃癌，术前新辅助治疗可提高 R0 切除率和病理缓解率，进而带来生存获益。该患者术前进行 DOS 方案化疗 4 个周期，化疗后复查肿瘤和肿大淋巴结均缩小，术前评估术前新辅助化疗有效，遂行胃癌 D2 根治术，术后病理证实化疗效果良好。因此，该患者术前新辅助化疗成为其实现 R0 切除、改善预后的重要措施。

　　研究表明，胃癌的标准治疗是 AIDS/HIV 感染者罹患胃癌的唯一选择。在有效的 HAART 基础上，该患者维持了相对较高的 CD4$^+$ T 淋巴细胞水平，为化疗和手术治疗提供了较好的免疫基础，避免了因严重感染而无法进行手术，并降低了术后发生感染相关并发症的概率。同时，HARRT 抑制了 HIV 复制水平，进一步降低了在手术等操作过程中医护人员被感染的风险。

【参考文献】

1. 中华医学会肿瘤学分会，中华医学会杂志社 . 中华医学会胃癌临床诊疗指南（2021 版）. 中华医学杂志，2022，102（16）：1169-1189.

2. 赫捷，陈万青，李兆申，等 . 中国胃癌筛查与早诊早治指南（2022，北京）. 中华肿瘤杂志，2022，44（7）：634-666.

3. JENSEN B E，OETTE M，HAES J，et al. HIV-associated gastrointestinal cancer. Oncol Res Treat，2017，40（3）：115-118.

4. PUMPALOVA Y S，SEGALL L，FELLI R，et al. The impact of HIV on non-AIDS defining gastrointestinal malignancies：a review. Semin Oncol，2021，48（3）：226-235.

（赫嵘　张宏伟　整理）

病例 4
直肠癌合并 HIV 感染

病历摘要

【基本信息】

患者，男性，55岁，主因"排便习惯改变伴间断便血2个月"入院。

现病史：患者2个月前无明显诱因出血、排便习惯改变，表现为腹泻、便秘交替出现，并间断便血，无大便性状改变，无腹痛、腹胀，无发热、畏寒，就诊于我院门诊并予以结肠镜检查，提示距肛门10 cm直肠黏膜可见直径约0.8 cm×1.5 cm菜花样新生物，表面粗糙，周围黏膜充血水肿，质脆，取病理组织送检，病理提示癌变，故诊断直肠癌明确。患者自发病以来神志、精神可，睡眠、饮食正常，无明显体重减轻。

既往史：10 年前诊断为脂肪肝、高脂血症，否认高血压、冠心病、糖尿病病史，HIV 感染病史 3 年余，规律口服 TDF/3TC/EFV 抗病毒治疗。否认其他传染病病史，对青霉素、庆大霉素过敏，否认食物过敏史，否认手术、外伤史。

个人史：有同性性行为史，否认输血史，否认吸毒史。无地方病疫区居住史，无传染病疫区生活史，吸烟史 17 年，10～20 支/日，否认饮酒史，未婚，无子女。

【体格检查】

体温 36.4℃，脉搏 69 次/分，呼吸 18 次/分，血压 125/77 mmHg。

普外科专科情况：腹部平坦，未见胃肠蠕动波，未见胃型，未见肠型，腹部柔软，未及液波震颤，振水音阴性，全腹无压痛及反跳痛，腹部未触及包块，肝、脾、胆囊未触及，Murphy 征阴性，麦氏点无压痛，双侧输尿管无压痛，腹部叩诊鼓音，肝肺浊音界存在，位于右锁骨中线上第 5 肋间，移动性浊音阴性，肝区叩击痛阴性，双侧肾区无叩击痛，肠鸣音正常，4～6 次/分，全腹部未闻及血管杂音。截石位，肛周未见皮肤色素沉着，未见肿物，肛周无压痛，指诊距肛缘约 8 cm 可及质硬肿物下缘，无触痛，退出指诊指套可见血染。

【辅助检查】

实验室检查

血常规：WBC 4.67×10^9/L，HGB 142 g/L，PLT 258×10^9/L。

肝功能：ALT 29.5 U/L，AST 21.3 U/L，TBIL 7.1 μmol/L，DBIL 2.4 μmol/L，ALB 41.6 g/L，CHE 11 771 U/L。

凝血功能：PT 11.1 s，PTA 101%。

HIV 抗体：阳性。HIV 病毒载量未检测到。

$CD4^+$ T 淋巴细胞计数：366 cells/μL。

笔记

梅毒、丙型肝炎病毒抗体：阴性。乙肝五项：阴性。

肿瘤系列：AFP 7.70 ng/mL，CEA 1.6 ng/mL，CA-199 5.2 U/mL，CA-153 12.2 U/mL。

影像学检查

盆腔 CT 平扫＋增强（图 4-1）：直肠肿物，增强扫描可见强化，大小 3.6 cm×2.1 cm，直肠周围脂肪间隙清晰，膀胱充盈良好，未见充盈缺损，前列腺点状钙化，盆腔内未见肿大淋巴结。

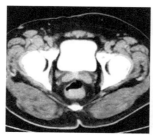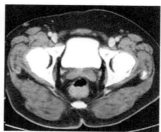

图 4-1　盆腔增强 CT

盆腔 MRI（图 4-2）：直肠肿物，大小 3.3 cm×2.1 cm×3.0 cm，未见明确累及浆膜层，增强扫描病灶强化，周围脂肪间隙清晰，未见增大淋巴结。

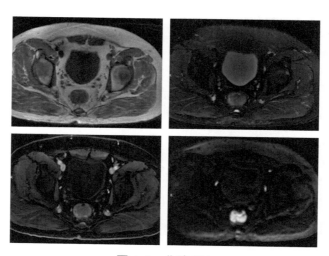

图 4-2　盆腔 MRI

结肠镜检查（图 4-3）：钩拉法进镜至回肠末段约 70 cm。回肠末段黏膜光滑，回盲瓣呈唇型，阑尾开口黏膜光滑，全结肠黏膜光滑，未见溃疡、糜烂、新生物、狭窄。距肛门 18 cm 直肠及乙状结肠交界处可见一直径约 0.4 cm 息肉，表面光滑，取病理组织 1 块送检。距肛门 10 cm 直肠黏膜可见直径约 0.8 cm × 1.5 cm 菜花样新生物，表面粗糙，周围黏膜充血水肿，质脆，取病理组织 4 块送检。肛管未见明显异常。

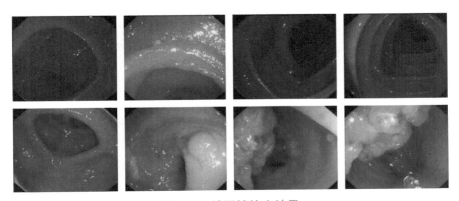

图 4-3　结肠镜检查结果

【诊断】

直肠癌、HIV 感染（无症状期）、脂肪肝、高脂血症。

【治疗经过】

患者入院前 2 个月出现排便习惯改变并间断便血表现，于我院结肠镜检查提示距肛门 10 cm 直肠黏膜可见直径约 0.8 cm × 1.5 cm 菜花样新生物，表面粗糙，周围黏膜充血水肿，质脆，取病理组织送检，结果提示癌变。故直肠腺癌诊断成立。有行直肠癌根治术指征，完善相关检查无明确手术禁忌证。于 2019 年 1 月 28 日行腹腔镜辅助直肠癌根治术＋回肠预防性造瘘术，术后患者平稳恢复，病理回报（直肠癌根治术标本）中分化腺癌，癌组织侵及浅肌层，可见神经周侵犯，未见明确脉管内癌栓，双侧手术断端及环周切缘未见癌，肠周淋巴结17枚，未见癌转移（0/17）（图4-4）。依据病理结果，考虑分期为$pT_2N_0M_0$ I期。患者术后恢复良好，顺利出院。

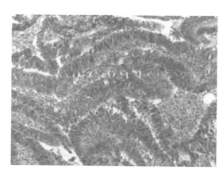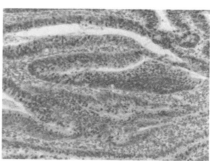

图4-4 术后病理结果（×100）

【随访】

患者术后随访1年，恢复良好，局部肿瘤未发现复发，化验$CD4^+T$淋巴细胞331 cells/μL，HIV病毒载量 < 40 copies/mL，白细胞4.56×10^9/L，血红蛋白165 g/L，血小板281×10^9/L，谷丙转氨酶28.9 U/L，谷草转氨酶22.9 U/L，总胆红素9.2 μmol/L，直接胆红素2.5 μmol/L，白蛋白45.2 g/L，胆碱酯酶12 639 U/L。术后复查肠镜显示直肠炎。

病例分析

该患者因排便习惯改变伴便血，肠镜检查发现直肠菜花样新生物，病理检查提示腺癌，盆腔MRI提示肿瘤未累及浆膜层，未见增大淋巴结，术前诊断直肠癌（$cT_2N_0M_0$ I期）成立。直肠癌早期无明确症状，癌肿影响排便或破溃出血时才出现症状，包括便频、排便习惯改变、大便表面带血、脓血便、大便变细等。早期直肠癌（$cT_1N_0M_0$）

笔记

首选内镜下切除，其次可选局部切除或肠段切除术，进展期直肠癌则首选根治性手术治疗。因此，该患者行腹腔镜下直肠癌根治术，术后病理证实为直肠癌（$pT_2N_0M_0$ Ⅰ期），术后未进行化疗等辅助治疗。

在高效抗逆转录病毒治疗（highly active antiretroviral therapy，HAART）广泛普及之前，免疫抑制相关的并发症是 HIV 感染患者死亡的主要原因。未进行 HAART 的患者艾滋病相关肿瘤（非霍奇金淋巴瘤、卡波西肉瘤及侵袭性宫颈癌）的发病率是进行 HAART 患者的100 倍甚至更多。随着 HAART 的推广，艾滋病相关肿瘤年发病率下降为 61%，而非艾滋病相关的恶性肿瘤较前增加，如肝癌、结直肠癌、胃癌、肾癌等，这与 HIV 感染患者的预期寿命延长有一定的联系。此外，流行病学资料显示，HIV 感染者发生非艾滋病相关肿瘤的概率仍然高于未感染者。合并非艾滋病相关的恶性肿瘤患者往往非手术不能治愈，如不手术，恶性肿瘤往往成为此类患者死亡的重要原因。然而，由于这类患者的免疫能力降低，术后感染等严重并发症也有可能导致其死亡。手术对患者的细胞免疫功能有"先抑制后恢复"的影响，HIV 感染者免疫缺陷程度越重、手术对其免疫抑制越明显，患者的免疫恢复也更缓慢。在正确把握手术适应证并进行个体化的围手术期处理后，对 HIV 感染者施行手术并不会增加术后常见并发症的发生率，并且可以达到与非 HIV 感染者相似的预后，延长该部分患者的生存期。

张珂教授病例点评

该患者为中年男性，大便习惯改变及便血，肠镜检查发现直肠癌。经术前评估，属于中上段直肠癌Ⅰ期，故选择腹腔镜辅助根治性直肠癌低位前切除术。因患者合并 HIV 感染，为防止因免疫功能

笔记

下降导致的吻合口感染等造成吻合口瘘，故术中行预防性肠造口，术后3个月关闭造口。研究表明，预防性肠造口可以降低直肠吻合口瘘发生概率，直肠根治术后吻合口瘘会引起严重腹盆腔感染，处理起来复杂棘手，对于HIV感染患者，更增加了处理难度。

1996—2009年NA-ACCORD队列研究的分析显示，每年HIV感染者的结直肠癌发病率为36.4/10万，而每年HIV未感染者的结直肠癌发病率为27.7/10万。对于结直肠癌，研究观察到HIV感染者的累积发病率呈上升趋势，而未感染者的累积发病率显著下降。据讨论，这可能是由于HIV感染者没有遵循普通人群中结直肠癌筛查方案引起发病率增加所致。因此，对于HIV感染者消化道恶性肿瘤的筛查应引起临床重视，以做到早发现、早诊断、早治疗，提高HIV感染者消化道恶性肿瘤的治愈率，延长生存期。

【参考文献】

1. DARVISHIAN M，BUTT Z A，WONG S，et al. Elevated risk of colorectal，liver，and pancreatic cancers among HCV，HBV and/or HIV（co）infected individuals in a population based cohort in Canada. Ther Adv Med Oncol，2021，13：1758835921992987.

2. 武海军，冯秀岭，赵瑞银，等. 腹腔镜Miles手术对直肠癌伴HIV阳性患者的手术效果及对免疫水平的影响. 中国现代普通外科进展，2019，22（3）：216-218，221.

3. 杨菁，陈廷玉，赵勇，等. 艾滋病合并结直肠癌手术的安全性评价. 中国普外基础与临床杂志，2018，25（8）：934-940.

4. JENSEN B E，OETTE M，HAES J，et al. HIV-associated gastrointestinal cancer. Oncol Res Treat，2017，40（3）：115-118.

（赫嵘　张宏伟　整理）

病例 5
乙型肝炎肝硬化相关的
原发性肝癌

病历摘要

【基本信息】

患者，男性，55 岁，主因"乙型肝炎病史 20 年，体检发现肝占位性病变 2 周"入院。

现病史：患者既往乙型肝炎病史 20 年，2 周前体检发现肝占位性病变，遂至我院门诊就诊，行彩超检查提示肝右叶可见低回声，大小约 56 mm×51 mm，考虑肝内实性占位性病变（肝癌？），现患者为行进一步治疗，门诊以"肝占位性病变、乙型病毒性肝炎"收入院。患者自发病以来神志清，精神可，睡眠、饮食尚可，大小便正常，体重未见明显减轻。

既往史：否认高血压、冠心病、糖尿病病史，否认其他传染病病史，否认食物、药物过敏史，否认手术、外伤史。

个人史：无地方病疫区居住史，无传染病疫区生活史，无冶游史，否认吸烟史，否认饮酒史，已婚。

【体格检查】

体温 36.8℃，脉搏 78 次/分，呼吸 19 次/分，血压 124/75 mmHg。

普外科专科情况：腹部平坦，未见胃肠蠕动波，未见胃型，未见肠型，腹部柔软，未及液波震颤，振水音阴性，全腹无压痛及反跳痛，腹部未触及包块，肝、脾、胆囊未触及，Murphy 征阴性，麦氏点无压痛，双侧输尿管无压痛，腹部叩诊鼓音，肝肺浊音界存在，位于右锁骨中线上第 5 肋间，移动性浊音阴性，肝区叩击痛阴性，双侧肾区无叩击痛，肠鸣音正常，4～6 次/分，全腹部未闻及血管杂音。肛门、外生殖器未见异常。

【辅助检查】

实验室检查

血常规：WBC 6.49×10^9/L，HGB 153 g/L，PLT 216×10^9/L。

肝功能：ALT 40.8 U/L，AST 29 U/L，TBIL 15.2 μmol/L，DBIL 6.1 μmol/L，ALB 46.4 g/L，CHE 9714 U/L。

凝血功能：PT 11.7 s，PTA 97%。

HIV 抗体、梅毒、丙型肝炎病毒抗体：阴性。

乙肝五项：乙肝表面抗原（+），乙肝病毒 e 抗体（+），乙肝病毒核心抗体（+）；乙肝病毒载量 4.13×10^2 IU/mL。

肿瘤系列：AFP 80.3 ng/mL，CEA 4.6 ng/mL，CA-199 9.1 U/mL，CA-153 7.7 U/mL。

影像学检查

腹部超声：肝内实性占位性病变（肝癌?），大小约 56 mm ×

51 mm，肝弥漫性病变，胆囊壁毛糙。

腹部 CT 平扫＋增强（图 5-1）：肝右叶 S5、S6 占位，考虑肝癌可能性大。左肾小低密度灶。

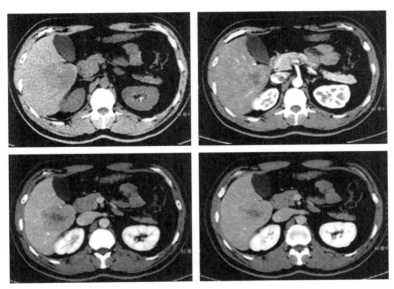

图 5-1　腹部 CT 平扫＋增强

胸部 CT：右肺中叶膜下微结节，随诊观察；双侧颈胸膜增厚及右侧肋胸膜局限性增厚。肝右叶低密度灶。

【诊断】

肝占位性病变、乙型病毒性肝炎。

【治疗经过】

入院后给予保肝、抗病毒治疗，完善相关检查，考虑原发性肝癌诊断明确，手术指征明确，术前相关检查完善，无明确手术禁忌，患者一般情况良好，遂于全麻下行右半肝切除术，术后病理结果（图 5-2）：（右半肝切除）肝细胞癌（肝细胞、胆管双向分化），未见脉管内癌栓及神经浸润，切缘净，周围肝组织呈慢性肝炎改变（G2S2）。免疫组化结果：CD10（－），CD34（＋），CK19（＋），

笔记

CK20（－），CK7（＋），CK8（＋），HBsAg（＋）。特殊染色结果：网织红细胞染色（＋），（12p 组淋巴结）淋巴结 1 枚，未见癌转移（0/1）。（胆囊）慢性胆囊炎伴胆固醇沉积。术后患者肝功能异常，黄疸水平增高，给予保肝、退黄，抗感染治疗后，患者肝功能逐渐改善，恢复顺利。

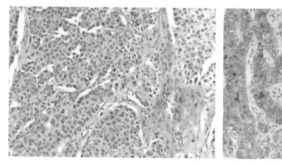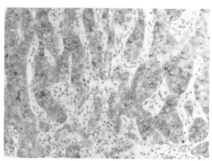

图 5-2 术后病理结果（×100）

【随访】

术后随访 4 年，患者恢复良好，肿瘤未复发，化验各项指标良好。

病例分析

患者为中年男性，长期乙型肝炎病毒感染，未行抗病毒治疗。此次体检发现肝内占位，检查甲胎蛋白升高，超声提示肝右叶占位，CT 见肝右叶低密度占位，增强后造影剂"快进快出"，符合肝癌表现，故诊断原发性肝癌（CNLC Ⅰa 期）成立。根据我国原发性肝癌诊疗指南，对于肝脏储备功能良好的 CNLC Ⅰa 期、Ⅰb 期、Ⅱa 期肝癌的首选治疗方式是手术切除。患者经评估 Child-Pugh 评分 5 分，计算行右半肝切除后残肝体积＞40%，故选择行右半肝切除术。

　　原发性肝癌目前是我国第 4 位常见恶性肿瘤及第 2 位肿瘤致死病因，严重威胁我国人民的生命和健康。原发性肝癌主要包括肝细胞癌（hepatocellular carcinoma，HCC）、肝内胆管癌（intrahepatic cholangiocarcinoma，ICC）和混合型肝细胞癌 – 胆管癌（combined hepatocellular-cholangiocarcinoma，cHCC-CCA）3 种不同病理学类型，三者在发病机制、生物学行为、病理组织学、治疗方法及预后等方面差异较大，其中 HCC 占 75%～85%、ICC 占 10%～15%。在我国，肝癌高危人群主要包括具有乙型肝炎病毒（hepatitis B virus，HBV）和（或）丙型肝炎病毒（hepatitis C virus，HCV）感染、过度饮酒、非酒精性脂肪性肝炎、其他原因引起的肝硬化以及有肝癌家族史等，尤其是年龄＞ 40 岁的男性。目前，尽管抗 HBV 和抗 HCV 治疗可以显著降低肝癌的发生风险，但是仍然无法完全避免肝癌的发生。肝癌治疗领域的特点是多学科参与、多种治疗方法共存，常见治疗方法包括肝切除术、肝移植术、消融治疗、TACE、放射治疗、系统抗肿瘤治疗等多种手段，针对不同分期的肝癌患者选择合理的治疗方法可以使疗效最大化。

　　肝癌的外科治疗是肝癌患者获得长期生存的重要手段，主要包括肝切除术和肝移植术。肝切除术的原则是完整切除肿瘤并且保留足够体积且有功能的肝组织，因此完善的术前肝脏储备功能评估与肿瘤学评估非常重要。一般认为肝功能 Child-Pugh 评级 A 级、ICG-R15 ＜ 30% 是实施手术切除的必要条件；剩余肝脏体积须占标准肝脏体积的 40% 以上（伴有慢性肝病、肝实质损伤或肝硬化者）或 30% 以上（无肝纤维化或肝硬化者），这也是实施手术切除的必要条件。有肝功能损害者，则需保留更多的剩余肝脏体积。肝癌术后辅助治疗以减少复发为主要目标。针对术后复发的高危患者，TACE

笔记

治疗可以减少复发、延长生存期；术后使用核苷类似物抗 HBV 治疗也有抑制复发、延长生存期的作用。

张珂教授病例点评

该患者既往发现乙型肝炎病毒感染 20 年，未行抗病毒治疗，此次体检发现原发性肝癌。在我国，有约 90% 原发性肝癌患者合并乙型肝炎病毒感染。乙型肝炎病毒引起原发性肝癌的机制复杂，包括反复慢性炎症、病毒基因与宿主基因整合后造成癌基因激活和抑癌基因受到抑制、乙型肝炎病毒感染诱导免疫逃逸、乙型肝炎病毒 X 蛋白通过多种信号通路调控肝癌细胞的增殖和侵袭等。因此，对于乙型肝炎病毒感染的患者，应定期复查甲胎蛋白、影像学检查等，有抗病毒治疗指征的患者，应及时应用抗乙型肝炎病毒药物治疗。

合并有乙型肝炎病毒感染的肝癌患者，口服核苷（酸）类似物抗病毒治疗应贯穿治疗全过程。手术前如果 HBV-DNA 水平较高，且谷丙转氨酶水平＞2 倍正常值上限，可以先给予抗病毒及保肝治疗，待肝功能好转后再行手术切除，以提高手术安全性；对于 HBV-DNA 水平较高，但肝功能未见明显异常者可以尽快手术同时给予有效的抗病毒治疗。

【参考文献】

1. 中华人民共和国国家卫生健康委员会医政医管局. 原发性肝癌诊疗指南（2022 年版）. 中国实用外科杂志，2022，42（3）：241-273.

2. FAN R, PAPATHEODORIDIS G, SUN J, et al. aMAP risk score predicts hepatocellular carcinoma development in patients with chronic hepatitis. J Hepatol, 2020，73（6）：1368-1378.

3. HOU J L，ZHAO W，LEE C，et al. Outcomes of long-term treatment of chronic HBV infection with entecavir or other agents from a randomized trial in 24 countries. Clin Gastroenterol Hepatol，2020，18（2）：457-467.e21.

4. 邹添添，覃伟，朱迎，等 . 肝癌免疫微环境与免疫治疗：研究进展与发展趋势 . 中国普通外科杂志，2020，29（7）：785-797.

5. 陈世发，赵礼金 . 肝癌发生发展机制的研究进展及其治疗现状 . 中国普通外科杂志，2018，27（7）：910-923.

（赫嵘　张宏伟　整理）

病例 6
直肠癌合并乙型肝炎肝硬化门静脉高压症

病历摘要

【基本信息】

患者，男性，61岁，主因"反复大便次数增多3个月"入院。

现病史：患者3个月前无明显诱因出现大便次数多，5～6次/日，呈黄色稀便，伴便不尽感，未重视。2个月前出现便血，呈脓血便，感轻度腹胀，无胀痛，无恶心、呕吐，无畏寒、发热。3周余前于外院行肠镜检查示直肠肿物。2周前于我院门诊就诊，行直肠肿物活检病理检查，提示（直肠占位）黏膜组织呈慢性炎症，肌层可见腺癌浸润。因患者合并肝硬化，入住感染二科。住院期间检查肿瘤系列正常，盆腔增强MRI示直肠下段肠壁增厚，DWI呈高信号，增强扫描可见强化，结合肠镜，考虑结肠癌可能性大，周围未见明显肿大淋巴结。经治疗后肝功能好转出院，为进一步治疗直肠癌，门诊以"直肠癌"收入院。患者自发病以来，精神欠佳，食欲一般，睡眠差，小便正常，体重减轻 2.5 kg。

既往史：3 年前因下肢水肿，就诊于外院，发现乙肝表面抗原阳性，诊断为慢性乙型病毒性肝炎，肝硬化，此后规律口服恩替卡韦抗病毒药物及护肝药物（具体不详）治疗，今年 9 月复查血常规示血小板减少，肝功能基本正常，HBV-DNA ＜ 20 IU/mL，血清 AFP 正常。近 3 个月来反复右腹股沟可复性肿物凸出，站立行走时凸出，平卧可消失，未入阴囊，稍感胀痛。否认高血压、冠心病、糖尿病病史，否认其他传染病病史，否认食物、药物过敏史，否认手术、外伤史。

个人史：无地方病疫区居住史，无传染病疫区生活史，无冶游史，吸烟 35 年，20 支 / 日，已戒烟 3 年，饮酒 20 年，已婚 40 年余，育有 2 子、均体健。

【体格检查】

体温 36.3℃，脉搏 77 次 / 分，呼吸 19 次 / 分，血压 138/80 mmHg。

普外科专科情况：腹部平坦，未见胃肠蠕动波，未见胃型，未见肠型，腹部柔软，未及液波震颤，振水音阴性，全腹无压痛及反跳痛，腹部未触及包块，脾脏Ⅱ度肿大，肝、胆囊未触及，Murphy 征阴性，麦氏点无压痛，双侧输尿管无压痛，腹部叩诊鼓音，肝肺浊音界存在，位于右锁骨中线上第 5 肋间，移动性浊音阴性，肝区叩击痛阴性，双侧肾区无叩击痛，肠鸣音正常，4 ～ 6 次 / 分，全腹部未闻及血管杂音。肛门无红肿、破溃，未见肿物，指诊距肛门 5 cm 可及肿物，占直肠壁 2/3 周，位于直肠左、前及右壁，呈溃疡型，质地硬，固定，伴有触痛，指套可见血染。外生殖器未见异常。

【辅助检查】

实验室检查

血常规：WBC 2.04×10^9/L，NE% 61.80%，HGB 81.0 g/L，PLT 49.0×10^9/L。

肝功能：ALT 8.8 U/L，AST 15.7 U/L，TBIL 9.8 μmol/L，DBIL 3.6 μmol/L，ALB 33.3 g/L，CHE 34 580 U/L。

电解质＋肾功能：K^+ 3.94 mmol/L，Na^+ 140.8 mmol/L，Cl^- 105.5 mmol/L，UREA 4.58 mmol/L，CREA 79.4 μmol/L，GLU 5.63 mmol/L。

凝血功能：PTA 78.0%，PT 13.5 s。

HBsAg ＞ 250.00 IU/mL，乙肝病毒定量 HBV-DNA 1.0×10^2 IU/mL。丙肝病毒抗体阴性。梅毒 TRUST 阴性，TPPA 阴性。HIV 抗体测定：阴性。

影像学检查

胸部 CT：双侧叶间胸膜下结节，请结合临床病史，随诊复查。右肺上叶尖段少许慢性炎症。右肺上叶、下叶硬结灶。双侧颈胸膜增厚。

头颅平扫：颅内未见明显异常。

腹部 CT 平扫＋增强（图 6-1）：肝硬化改变，脾大，食管下段胃底静脉曲张。肝囊肿，双肾囊肿。

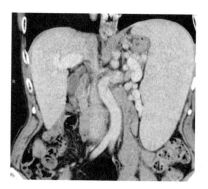

图 6-1　腹部 CT

盆腔 MRI 平扫＋增强（图 6-2）：直肠下段肠壁增厚，DWI 呈高信号，增强扫描可见强化，结合肠镜，考虑结肠癌可能性大，周围未见明显肿大淋巴结。盆腔少量积液。盆腔骨质疏松。

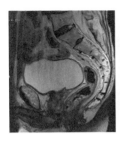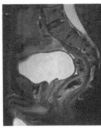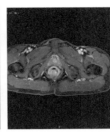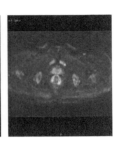

图 6-2　盆腔 MRI 平扫＋增强

胃镜：食管胃底静脉曲张（中度），红色征阳性，慢性非萎缩性胃炎。

肠镜（图 6-3）：进镜至肝曲，进镜困难，遂退镜，结肠黏膜散在小片状充血，毛细血管扩张，黏膜触之易出血，乙状结肠见一处亚蒂息肉，直径约 0.4 cm，直肠下段见肿物，约占 1/2 肠腔，表面破溃，触之易出血，肿物下段近肛门。诊断：结肠炎、结肠息肉、直肠癌。

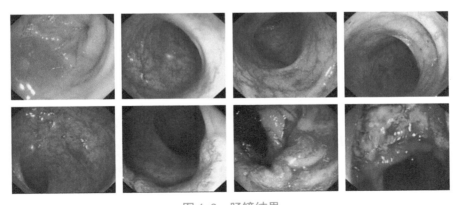

图 6-3　肠镜结果

【诊断】

直肠癌、门静脉高压症、脾大伴脾功能亢进、中度贫血、肝炎肝硬化活动性失代偿期、腹水、右腹股沟斜疝。

【治疗经过】

对于该患者围手术期我们采取了以下措施。术前：①积极保护肝脏功能。②改善患者营养状态。③在改善营养状态的前提下，使用人血白蛋白提高白蛋白水平，提高血管胶体渗透压，并适当应用利尿剂促进少量腹水的消退及预防腹水再形成。④提前应用注射用重组人白细胞介素-11 提高围手术期血小板水平，同时向血库申请血小板手术当天使用，以期改善术中凝血状态。⑤组织肝病科及肿瘤内科进行多学科联合会诊讨论：a. 肝病科意见：应警惕手术打击导致的术后乙型肝炎病毒活跃复制进而导致肝衰竭，但患者目前 HBV-DNA（−），术前暂不需要抗病毒治疗；b. 肿瘤内科意见：结合患者情况术前不具备进行新辅助化疗条件，建议根据术后病理及患者恢复情况再决定具体辅助治疗方案。术后：①继续积极保肝治疗；②适合肝病组分的肠外营养支持治疗，在肠道功能恢复后逐渐过渡到肠内营养及半流食；③予以人血白蛋白及新鲜冰冻血浆支持治疗，以补充围手术期肝功能不全、合成功能障碍所导致的组织修复及免疫功能障碍；④予以抗生素预防术后感染的发生；⑤严密观察各引流性状，结合凝血功能、感染指标检测及时发现出血情况及肠瘘可能；⑥因脾功能亢进行脾切除后血小板水平可能显著反弹，为避免门静脉系统血栓及因术后较长时间卧床导致的下肢静脉系统血栓形成，及时停用止血药物改用抗凝药物；⑦因联合手术创伤大，术后立即应用质子泵抑制剂以避免应激性溃疡的发生；⑧予以氧气吸入及心电监护，做好查房双肺听诊，警惕术后胸腔积液产生，影响呼吸循环功能，必要时完善 CT 及超声检查，并进行必要的处理。经过以上围手术期处理及手术的实施，患者术后顺利恢复出院。术后肝功能 Child-Pugh 评级 A 级，脾功能亢进得到纠正，术后病理结果（图 6-4）：（脾脏）慢性淤血性脾大；（直肠）中分化腺癌，癌组织侵透肠壁全层达肠周脂肪组织，可见神经周侵犯，未见明确脉管内癌栓，未累及齿状线，两侧断端及环周切缘未见癌，肠周淋巴结未见癌转移。免疫组化结果：CDX2（＋），CK AE1/3（＋），CK20（＋），Ki-67（70%＋），MLH1（＋），MSH2（＋），MSH6（＋），P53（＋），PMS2（＋）。术后病理示 $pT_4N_0M_0$，应进行术后辅助化疗，但患者存在明确化疗禁忌，且患者拒绝化疗。目前术后 4 年，患者近期复查无特殊发现，生存质量良好。

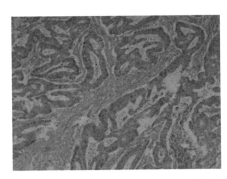 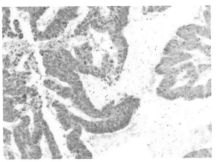

图 6-4　术后病理结果（×100）

【随访】

术后随访 4 年，患者恢复良好，无上消化道出血，局部肿瘤未复发。

病例分析

该患者术前诊断直肠癌（$cT_{3\sim4}N_{0\sim1}M_0$）、乙型肝炎肝硬化失代偿期、门静脉高压症、脾功能亢进、血小板减少、粒细胞缺乏明确。治疗存在以下特点及难点：①直肠肿瘤位于低位，占位距肛缘仅 5 cm，需行 Mile's 术；②结合该患者 CT 及 MRI 检查结果考虑其术前临床分期为 $cT_{3\sim4}N_{0\sim1}M_0$，故存在术后化疗可能；③该患者血常规提示三系明显减少，脾功能亢进明显，影像学提示巨脾形成，脾静脉系统广泛迂曲扩张，故可能出现术中术后因凝血功能障碍、门静脉系统及其属支压力增高而导致的大出血，进而导致术后重要脏器功能障碍甚至衰竭可能；④该患者脾功能亢进导致的血常规三系减少程度重，存在明确化疗禁忌，若术后病理提示需行化疗，这将为今后治疗带来不利影响；⑤该患者有肝硬化失代偿期基础，在此基础上行直肠癌根治术甚至联合脾切除＋贲门周围血管离断术，手术范围大、用时长、出血风险高，对肝功能的影响大，面临术后肝衰竭风险；⑥该患者有乙型肝炎病毒感染基础，大型手术操作可能会引发肝炎病毒活跃复制进而导致肝脏功能恶化。

　　肝硬化是临床上较为常见的一种疾病，接诊的患者量相对较大，在肝硬化发展的过程中会发生很多并发症，其中门静脉高压症是较为常见的一种，治疗有一定的难度，如果此时患者同时还患有胃肠道肿瘤，则治疗还会增加难度。由于该患者肝功能有所降低，同时还存在门静脉高压症，所以想要通过手术的方法对胃肠道肿瘤予以完全切除存在一定的难度。本次治疗采用了针对性的手术治疗方法，即根据患者肝功能、凝血功能、肿瘤位置及肿瘤类型给予不同的方法进行治疗，治疗原则主要是在实施手术时要尽量做到保护好肝功能。在实施手术时要先对患者的肝功能、凝血功能进行评估，根据评估情况选择手术方式，并且在术中加强处理，尽量降低术中的出血量。

笔记

鲁岩教授病例点评

　　直肠癌是常见的恶性肿瘤，而低位直肠癌多采取 Mile's 术式以期达到根治性治疗目的，但该术式手术操作范围相对较大，盆底毗邻结构相对较多，而操作空间狭小，需仔细操作，对于无明确重要脏器功能障碍的患者来说，按照相关指南要求，常规完善术前检查、围手术期处理、实施手术及术后辅助治疗即可。但对于该例患者（肝硬化基础上合并结直肠恶性肿瘤）我们并没有具体的指南可以遵循，更何况是在失代偿阶段的门静脉高压症、脾功能亢进、凝血功能障碍的基础之上。而肝硬化门静脉高压症患者因为肝功能处于失代偿期，其肝脏合成及代谢功能均出现明显障碍，且术中由于凝血障碍及肠系膜血管压力增高导致的出血风险增大，大出血有导致肝脏热缺血进而引发术后肝衰竭的风险，免疫功能不良导致围手术期感染风险增加等多方不利因素。所以我们的总体目标是在术前积极改善肝功能、凝血功能、营养状态的基础上，尽量减小手术打击的前提下实施手术，确保手术及围手术期的安全，同时为术后的辅助化疗创造条件，从而使患者获得最大的生存获益。综上，我们拟定的手术治疗方案为腹腔镜辅助直肠癌根治术＋开腹脾切除＋贲门周围血管离断术，采用腹腔镜直肠癌根治术可以显著减少患者手术创伤，减少对患者内环境的干扰以保护重要脏器功能，减小围手术期脏器维护难度。同时腹腔镜条件下，对于盆底的解剖结构可以进行更精细的观察及操作，有利于避免手术副损伤及确保根治性治疗的彻底性。而对于脾切断流术，我们并没有采取腹腔镜辅助的方式，原因在于该患者巨脾，脾静脉系统迂曲扩张明显，属支繁多且壁薄、管腔内压力大，若操作稍有不慎极有可能造成短时间内大量出血，而腹腔镜条件下受视野及操作的局限，快速止血困难，一个小小的失误即可造成极大风险，故在权衡利弊并结合既往手术经验下，我们最终决定采取在完成腹腔镜直肠癌根治术后，转开腹完成上腹部脾切除 + 贲门周围血管离断术。若能成功完成上述手术，该患者凝血功能将显著改善，围手术期出血风险大大降低，既达到了直肠癌根治的目的又为今后的化疗扫清了障碍，同时解除了脾功能亢进，并有效预防了可能出现的食管胃底静脉曲张破裂出血，从而使患者取得了最大的远期生存获益。

【参考文献】

1. 金怡群.肝硬化患者行胃肠道肿瘤手术后肝硬化病情变化及并发症发生影响因素分析.大连：大连医科大学，2021.

2. 朱帜明.肝硬化门静脉高压症合并胃肠道肿瘤的临床治疗分析.中国医药指南，2019，17（6）：24-25.

3. 陈炜，阳光，宋向晖，等.胃肠肿瘤合并肝硬化门脉高压症患者个体化手术方式治疗的临床效果观察.慢性病学杂志，2017，18（8）：906-908.

4. 王世贵.胃肠道肿瘤合并肝硬化门静脉高压症的术式选择.人人健康，2017（14）：22.

5. 葛海龙.胃肠道肿瘤合并肝硬化门静脉高压的术式选择.中国现代普通外科进展，2016，19（11）：907-908，911.

6. 朱智军，朱一宁.肝硬化门静脉高压症合并胃肠道肿瘤外科治疗临床分析.吉林医学，2015，36（11）：2336-2337.

（张宏伟　整理）

病例 7
哺乳期乳腺脓肿的微创治疗

病历摘要

【基本信息】

患者，女性，24 岁，主因"发现右乳肿块 3 周，红肿疼痛 1 周余"入院。

现病史：患者产后母乳喂养，3 周前自觉右侧乳房有一质韧肿物，约鸡蛋大小，不伴疼痛，局部皮肤无红肿、破溃，无橘皮样变及酒窝征等症状，每天自行用吸奶器排空乳汁、热敷等治疗，效果不佳，1 周余前自觉肿物较前增大，伴疼痛、局部皮肤红肿，无发热，行乳腺超声检查提示哺乳期乳腺，右乳混合回声团，考虑炎症所致，大小约 50 mm × 38 mm。查血常规示 WBC 12.51×10^9/L，NE% 79%，给予拉氧头孢抗感染治疗 5 天，2 天前右乳肿块较前增大，局部皮肤红肿明显，复查乳腺超声显示右乳多发混合回声，乳腺炎伴脓肿形成，大小约 79 mm×57 mm。复查血常规 WBC 15.07×10^9/L，NE% 84%。门诊以"急性化脓性乳腺炎"收入院，患者自发病以来饮食、睡眠尚可，大小便正常，体重未见明显变化。

既往史：患者 1 月余前行剖宫产术，术后恢复良好。否认高血压、冠心病、糖尿病病史，否认传染病病史，否认食物、药物过敏史，否认其他手术、外伤史。

个人史：无地方病疫区居住史，无传染病疫区生活史，无冶游史，否认吸烟史，否认饮酒史，已婚，孕 1 产 1。

【体格检查】

双侧乳腺不对称，右乳房胀大，乳头未见内陷，右乳头及外下象限红肿，皮温高，压痛（＋），未扪及明显波动感，皮肤无破溃，无橘皮样变及酒窝征，右侧腋下未扪及明显肿大的淋巴结，左侧乳腺未扪及异常肿块，左侧腋窝未扪及肿大淋巴结。

【辅助检查】

实验室检查

血常规：WBC 15.07×10^9/L，NE% 84.8%，HGB 126.0 g/L，PLT 372×10^9/L。

肝功能：ALT 25.7 U/L，AST 18.4 U/L，TBIL 9.5 μmol/L，DBIL 3.0 μmol/L，ALB 40.9 g/L，CHE 6711 U/L。

电解质＋肾功能＋血糖：K^+ 3.38 mmol/L，Na^+ 139.6 mmol/L，Cl^- 102.3 mmol/L，Ca^{2+} 2.28 mmol/L，UREA 2.72 mmol/L，CREA 65.8 μmol/L，GLU 6.58 mmol/L。

CRP：113.7 mg/L。

影像学检查

乳腺超声（图 7-1）：右乳外下象限见一混合回声包块，内可及片状无回声，局部有流动感，包块边界欠清，形态不规则，大小约 79 mm×57 mm。诊断：哺乳期乳腺、右乳多发混合回声团，乳腺炎伴脓肿形成？双侧腋窝淋巴结可见。

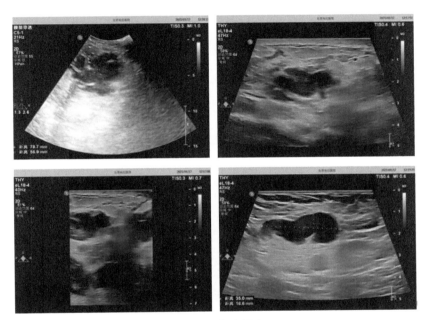

图 7-1 乳腺超声

【诊断】

急性化脓性乳腺炎、右侧乳腺脓肿、剖宫产术后。

【治疗经过】

入院后继续抗感染治疗，用硫酸镁局部湿敷减轻乳腺水肿。完善检查后未见绝对手术禁忌证，于静脉麻醉下行超声引导乳腺脓肿穿刺引流术，术中超声定位右乳外下象限呈无回声区，大小约 6 cm×4 cm，考虑为乳腺脓肿形成。取波动最明显处脓液，在超声引导下于脓腔最低点穿刺脓腔抽吸脓液约 15 mL，留取送细菌培养检查，并于穿刺点放置引流管，共引出黄色黏稠脓液约 300 mL。于乳晕旁脓肿处穿刺放置另一冲洗管，用 2% 过氧化氢溶液及 0.9% 氯化钠注射液反复冲洗脓腔，冲洗液自下方引流管流出，直至引出液清亮。固定冲洗管外接负压引流瓶。术后处理：①继续抗感染治疗，细菌培养结果为金黄色葡萄球菌，选用敏感抗生素；②患者术后未回乳，继续每日使用吸奶器排空乳汁；③每日给予 500 mL 生理盐水自上方引流管灌入脓腔，自下方引流管引出；④继续硫酸镁局部湿敷减轻水肿；⑤右侧乳房红光照射治疗。患者术后第 2 天引流液变为白色乳汁，量约 75 mL，之后量逐渐减少，于术后第 5 天停止。复查血常规示 WBC 6.09×10^9/L、NE% 66.20%，CRP 12.8 mg/L，PCT < 0.05 ng/mL，右乳红肿较前明显好转，改为口服抗生素抗感染。分别于术后第 6、第 11 天拔除上方及下方引流管，术后引流液变化见图 7-2。出院时嘱其继续口服头孢丙烯抗感染，出院后 1 周内暂停母乳喂养，每天吸奶器排乳，定期换药。

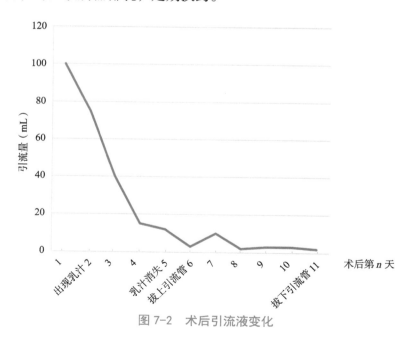

图 7-2 术后引流液变化

出院后 10 天，门诊间断换药 4 次，伤口愈合良好，伤口愈合后恢复哺乳。

 病例分析

该患者哺乳期右侧乳腺局部出现红、肿、热、痛，超声检查提示炎性病变，应用拉氧头孢治疗后症状未缓解，复查超声显示右乳脓肿形成，具有手术指征。脓肿手术保障引流通畅是最重要的，通常需要贯通脓腔间隔、敞开引流。而哺乳期的患者乳腺手术后出现的乳瘘是最麻烦的并发症，由于乳汁的分泌切口常常迁延不愈，最后需要回乳才能好转。该患者通过超声引导在脓肿上下方选择 2 个穿刺点予以穿刺置管、刺开脓腔间隔，并经引流管持续冲洗脓腔，达到了通畅引流的目的，手术切口小，术后伤口愈合快，不留瘢痕。该患者在治疗过程中没有进行回乳，术后第 2 天虽出现乳瘘，但漏液量较少，且仅持续 4 天，说明这种微创手术最大程度上减少了对周围正常乳腺组织的破坏。

李勤涛教授病例点评

哺乳期乳腺炎多发生于产后 3 ～ 4 周，是乳汁淤积继发细菌感染所致。其最常见的致病菌是金黄色葡萄球菌，治疗上常用的抗生素是青霉素、头孢菌素、红霉素和克林霉素。经分析，目前全球金黄色葡萄球菌几乎对所有抗生素都产生了不同程度的耐药性，对青霉素、红霉素、克林霉素耐药率甚至均＞ 70%。因此对于保守治疗

笔记

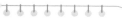

不缓解的急性乳腺炎患者应及时进行外科干预。该患者为剖宫产术后 1 个月内发病，并逐渐加重，最终形成乳腺脓肿。对于较大的乳腺脓肿常规需要做对口引流、切开脓腔间隔以保障引流通畅，并需要回乳以避免出现长期乳瘘形成、切口不愈合。该患者通过超声引导在脓肿上下方选择 2 个穿刺点以较粗的穿刺针穿刺，穿开脓腔间隔，并分别置管，既可以冲洗脓腔，也达到了对口引流的作用，手术切口小，术后伤口愈合快。该患者在治疗过程中没有回乳，术后虽然有少量乳汁漏，但仅持续 4 天，说明这种微创手术最大程度上减少了对乳腺组织的破坏，最重要的是术后能够恢复母乳喂养，不仅有利于患者自身的恢复，也有利于其婴儿的喂养。

【参考文献】

1. 齐鑫，刘思源，王亮，等 . B 超引导下脓腔置管闭式引流治疗急性化脓性乳腺炎 30 例 . 中国现代普通外科进展，2016，19（2）：143-144.

2. 徐建忠 . 超声引导下穿刺引流乳腺脓肿 69 例临床分析 . 中国药物与临床，2019，19（12）：2074-2075.

3. 郑志聪，陈垚，叶文峰 . 超声引导下穿刺灌洗对哺乳期乳腺脓肿患者疼痛及乳瘘发生率的影响 . 临床医学工程，2020，27（7）：835-836.

4. SAHNI A K.Lactational mastitis & breast abscess management，an introspection. IOSR Journal of Dental and Medical Sciences，2016，15（9）：41-57.

5. 蓝素桂，李治蓉，苏爱秋，等 . 金黄色葡萄球菌抗生素耐药研究进展 . 食品与发酵工业，2021，47（13）：310-317.

（王丹璞　整理）

病例 8
巨大肝囊肿合并感染

病历摘要

【基本信息】

患者，女性，76 岁，主因"发现肝脏囊性占位 11 年，腹胀 20 余天"入院。

现病史：患者 11 年前检查发现肝脏多发囊性占位，大小不详，当时无明显不适症状，未治疗。20 余天前患者感乏力，轻度腹胀，于当地医院行 CT 检查，发现肝脏巨大囊肿，行穿刺抽液，穿刺抽出清亮淡黄色液体。10 余天前患者感腹胀加重，并影响活动，进食减少，无恶心、呕吐，复查 CT 发现肝脏囊肿增大，压迫胃肠道及腹壁，为进一步诊治来我院就诊，行超声检查提示肝内可及多个无回声，最大者 232 mm×156 mm，位于右叶，考虑肝多发囊肿。为行手术治疗收入院。患者近 10 余天精神、进食差，大小便正常，体重无明显变化。

既往史：高血压病史 4 年，否认冠心病、糖尿病病史，否认传染病病史，否认食物、药物过敏史，11 年前曾因"胃良性肿瘤"行胃大部切除术。

个人史：无地方病疫区居住史，无传染病疫区生活史，无冶游史，否认吸烟史，否认饮酒史，适龄结婚。

【体格检查】

腹部膨隆，对称，未见胃肠型及胃肠蠕动波，上腹可见手术瘢痕，未见腹壁静脉曲张。腹质韧，腹肌张力高，全腹压痛（-），反跳痛（-），未及液波震颤，振水音（-），肝脾触诊不满意，Murphy 征（-），全腹部叩诊呈鼓音，肝肺浊音界存在，肝上界位于右侧锁骨中线上第 4 肋间，肝区叩击痛（-），脾区叩击痛（-），移动性浊音（-），双肾区叩击痛（-），肠鸣音正常，3～4 次 / 分，全腹部未闻及血管杂音。

【辅助检查】

实验室检查

血常规：WBC 5.36×10^9/L，NE% 60.10%，HGB 141.0 g/L，PLT 220.0×10^9/L。

凝血功能：PT 12.7 s，PTA 75.0%，INR 1.17，TT 14.5 s，APTT 31.1 s，Fb 318.0 mg/dL。

肝功能：ALT 20.5 U/L，AST 33.5 U/L，TBIL 14.5 μmol/L，DBIL 6.3 μmol/L，ALB 31.7 g/L，CHE 4309 U/L。CRP 82.70 mg/L。

电解质＋肾功能＋血糖：K^+ 3.31 mmol/L，Na^+ 146.7 mmol/L，Cl^- 108.5 mmol/L，Ca^{2+} 2.07 mmol/L，BUN 7.13 mmol/L，CREA 70 μmol/L，GLU 5.50 mmol/L。

血淀粉酶：50.90 U/L。尿淀粉酶：641.60 U/L。

肿瘤系列：AFP 3.0 ng/mL，CEA 2.6 ng/mL，CA-199 18.5 U/mL。

影像学检查

腹部超声（图 8-1）：肝内可及多个无回声，最大者 232 mm × 156 mm，位于右叶，考虑肝多发囊肿。

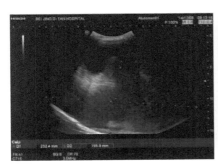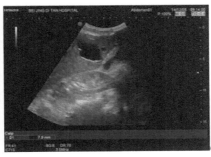

图 8-1　腹部超声

腹部增强 CT：肝脏多发囊肿，部分病变体积明显，请结合临床；胆囊炎，胆囊息肉？肝内、外胆管扩张，考虑为胃大部切除吻合术后改变，必要时行 ERCP 进一步检查；胰腺萎缩，多发副脾，少量腹水；腹腔内部分肠管明显扩张、积气，请结合临床；动脉期肝右前叶结节状强化，不典型血管瘤？随诊观察；右侧少量胸腔积液，伴右肺下叶部分膨胀不全。

【诊断】

肝多发囊肿、高血压、胃大部切除术后。

【治疗经过】

患者入院后腹胀明显，活动受限且无法进食，营养状态较差，入院化验白蛋白 31.7 g/L，影像学检查可见巨大肝囊肿压迫胃肠道。遂于入院第 2 天行超声引导下肝囊肿穿刺引流，穿刺最大肝囊肿引流出脓性液，送检引流液常规示比重 1.018，李凡他试验阳性，总细胞数 49 855/μL，白细胞 21 355/μL，单核细胞 1%，多核细胞 99%。涂片未见细菌，抗酸染色未见抗酸杆菌。由于患者肝囊肿抽出脓性液，白细胞数高，多核细胞 99%，且患者 20 余天前穿刺抽液后腹胀加重，考虑肝囊肿感染，给予头孢米诺、奥硝唑抗感染治疗。患者经引流后胃肠道压迫症状缓解，予以改善营养不良状态。患者肝囊肿巨大，压迫周围器官组织及正常肝脏组织，有手术指征，经充分抗感染、改善营养状态后，于入院第 11 天在全麻下行腹腔镜下肝囊肿开窗引流术，术中先在超声引导下穿刺抽吸肝 S4 囊性占位，共吸出微黄浑浊囊液 1700 mL。进镜可见肝左内叶及右后叶巨大囊肿，将左内叶囊肿表面约 10 cm×10 cm 囊壁切除行开窗术，将肝右后叶囊肿表面约 5 cm×5 cm 囊壁切除行开窗术。术后给予保肝、抗感染治疗，患者恢复良好，顺利出院。

术后病理（图 8-2）:（肝囊肿囊壁）良性囊肿，结合免疫组化结果，符合胆管源性。

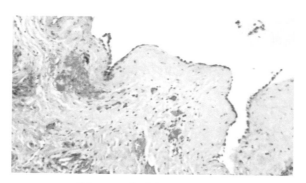

图 8-2　术后病理（×100）

病例分析

患者为肝内多发囊肿，囊肿体积巨大，曾于当地医院行囊肿穿刺抽液，当时穿刺抽出清亮淡黄色液体。后因腹胀加重、进食量减少就诊于我院。入院影像学检查显示肝内巨大囊肿压迫胃肠道。由于患者腹腔内高压状态可能导致腹腔间隔室综合征，且存在因胃肠道受压所致的营养不良，因此治疗上决定先行肝囊肿穿刺引流术，减轻腹腔内压力，改善营养状态，提高患者对后续手术和麻醉的耐受力，增加安全性，减少术后并发症的发生。患者穿刺后引流出脓性液体，根据病史及引流液化验结果，考虑为上次肝囊肿穿刺后继发感染。对巨大感染囊肿进行充分引流，同时给予抗生素全身抗感染治疗，这减少了肝囊肿开窗引流术继发腹腔内感染的因素，同时患者腹腔内压力降低后增加了进食，改善了营养状况，从而增加了手术、麻醉的耐受力，最后行腹腔镜肝囊肿开窗引流术达到了根治目的。

李勤涛教授病例点评

单纯性肝囊肿是一种常见的良性肝脏囊性病变，绝大部分是先天性的，且生长缓慢，常不易发现，等到出现症状时囊肿往往已经长到巨大，需要进行治疗。巨大肝囊肿可以通过行囊肿开窗引流术治疗，也可以通过穿刺引流、同时向囊腔内注射无水酒精等药物损坏囊壁的方式治疗，但后者复发概率较高。本病例肝内大囊肿多个，适合采取腹腔镜下囊肿开窗引流术。患者在当地医院检查发现肝囊肿后对最大的囊肿进行了穿刺引流，但没有损毁囊壁细胞，导致穿刺后囊腔内囊液迅速恢复，同时还继发了感染。巨大的感染性肝囊肿压迫胃肠道，影响患者进食，导致患者营养不良，而且巨大的肝囊肿占据腹腔大部分空间，使患者腹腔内容积增加，腹腔高压状态可能导致腹腔间隔室综合征（abdominal compartment syndrome，ACS），ACS 可影响组织灌注，导致一系列器官功能损害。对于手术来说大大降低了腹腔镜的操作空间，容易出现副损伤，感染性囊液在腹腔的引流也容易导致感染的扩散。本病例采取先对感染性囊肿穿刺引流，减少对周围脏器的压迫，利于患者恢复进食、改善营养状况，减轻了感染。穿刺引流囊液还增大腹腔空间，降低腹腔内压力，避免 ACS 发生，且有利于腹腔镜手术的开展。事实证明，对于本病例此类情况分步进行肝囊肿穿刺引流和手术开窗，有利于降低手术风险，也有利于患者的恢复。

【参考文献】

1. 廖朝兴 . 先天性肝囊肿的治疗现状及研究进展 . 现代医药卫生，2022，38（6）：983-986.

2. 陈军，范朝刚 . 腹腔高压与腹腔间隔室综合征治疗策略 . 中国实用外科杂志，2019，39（6）：625-627，633.

3. KIRKPATRICK A W，ROBERTS D J，DE WAELE J，et al. Intra-abdominal hypertension and the abdominal compartment syndrome：updated consensus definitions and clinical practice guidelines from the World Society of the Abdominal Compartment Syndrome.Intensive Care Med，2013，39（7）：1190-1206.

（王丹璞　整理）

病例 9
艾滋病合并肠结核小肠穿孔

病历摘要

【基本信息】

患者，男性，40岁，主因"突发腹痛18小时"急诊入院。

现病史：患者18小时前进食后突发下腹部疼痛，并迅速蔓延至全腹，无放散，腹痛剧烈难忍，伴恶心，呕吐胃内容物两次，伴发热（具体体温不详），无腹胀、腹泻，排血便1次，于当地医院就诊，行腹部CT检查提示腹腔游离气体，考虑胃肠道穿孔可能性大。由于患者合并艾滋病遂转来我院，为手术治疗收入院。患者自发病以来精神差，未进食水，小便正常。

既往史：发现HIV感染1年余，3个月前发现结核，并开始抗结核和抗病毒治疗。否认高血压、冠心病、糖尿病病史，否认其他

笔记

61

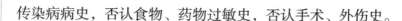

传染病病史，否认食物、药物过敏史，否认手术、外伤史。

个人史：无地方病疫区居住史，无传染病疫区生活史，否认冶游史，否认吸烟史，否认饮酒史，离异。

【体格检查】

体温 38.5℃，脉搏 95 次 / 分，呼吸 18 次 / 分，血压 110/70 mmHg。

普外科专科情况：腹部平坦，对称，未见胃肠型及胃肠蠕动波，全腹未见手术瘢痕，未见腹壁静脉曲张。全腹呈板状腹，全腹压痛，以右下腹为著，反跳痛（＋），未及液波震颤，振水音（－），肝脾触诊不满意，Murphy 征（－），全腹部叩诊呈鼓音，肝肺浊音界存在，肝上界位于右侧锁骨中线上第 5 肋间，肝脾区叩击痛（－），移动性浊音（－），双肾区叩击痛（－），肠鸣音弱，1 ～ 2 次 / 分，全腹部未闻及血管杂音。

【辅助检查】

实验室检查

血常规：WBC 9.66×10^9/L，NE% 64.94%，HGB 122.0 g/L，PLT 222.0×10^9/L。

凝血功能：PT 11.5 s，PTA 104.0%，INR 1.06，TT 15.8 s，APTT 51.7 s，Fb 287.0 mg/dL，DD 4.88 mg/dL。

肝功能：ALT 31.8 U/L，AST 122.7 U/L，TBIL 8.0 μmol/L，DBIL 3.9 μmol/L，ALB 31.9 g/L，CHE 4984 U/L。CRP 84.3 mg/L。

电解质 + 肾功能 + 血糖：K^+ 4.44 mmol/L，Na^+ 134.6 mmol/L，Cl^- 102.4 mmol/L，Ca^{2+} 2.2 mmol/L，BUN 7.77 mmol/L，CREA 87.9 μmol/L，GLU 6.88 mmol/L。

血淀粉酶：124.9 U/L。脂肪酶：54.5 U/L。

HIV 病毒载量：1135 copies/mL。$CD4^+T$ 淋巴细胞：265 cells/μL。

红细胞沉降率：34 mm/h。

结核抗体：阴性。混合淋巴细胞培养＋干扰素释放试验B 15SFCs/
2.5E+5PBMC，混合淋巴细胞培养＋干扰素释放试验 A 5SFCs/2.5E+
5PBMC 。

影像学检查

腹盆腔 CT 平扫（图 9-1）：前腹壁可见游离气体影，腹部肠管
扩张，可见多发气液平，考虑消化道穿孔，请结合临床。回盲部肠
壁增厚，周围可见索条及肿大淋巴结影，考虑肠结核可能大，建议
进一步检查。盆腔少量积液。

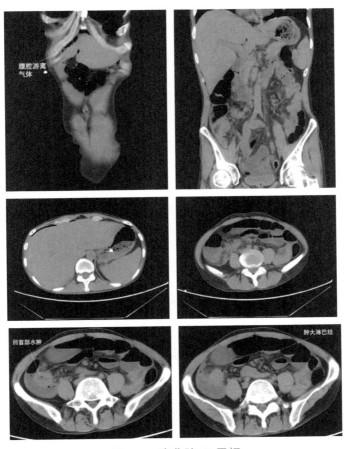

图 9-1　腹盆腔 CT 平扫

胸部 CT 平扫（图 9-2）：双肺血播结核合并非特异性感染可能性大，不能排除真菌感染。右侧胸腔少量积液。腹腔游离气体，考虑为消化道穿孔，请结合临床。

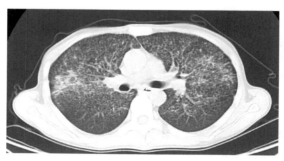

图 9-2　胸部 CT 平扫

【诊断】

肠结核并发穿孔、急性弥漫性腹膜炎、艾滋病、肺结核。

【治疗经过】

患者入院后急诊行剖腹探查，盆腔及右髂窝较多脓性腹水，吸取腹水 20 mL 送检，右下腹肠管水肿明显，肠管之间粘连，肠系膜内可及大量淋巴结增大，直径 1 ～ 3 cm，质硬，部分破溃呈干酪样坏死，回盲部附近肠系膜挛缩。距回盲部 75 cm 回肠有干酪样结节并穿孔，表面附着脓苔，穿孔直径约 3 mm，附近肠系膜有干酪样结节。另距回盲部 35 cm 回肠及回盲部肠壁上有干酪样结节，附近肠系膜有干酪样结节，阑尾末端与肠系膜结节粘连紧密。遂行肠粘连松解＋回盲部及远端回肠切除＋回结肠吻合术，术后给予禁食水、胃肠减压、抑酸、抗感染、抗结核、抗病毒、静脉营养支持治疗，患者恢复良好，逐步恢复进食，进食后无不适症状。病理回报为（回盲部及远端回肠）小肠部分肠壁浆膜层破损，黏膜面断离，可见淤血及炎性渗出，结合临床病史符合肠穿孔；阑尾末端间质内可见大量梭

笔记

形细胞浸润，结合免疫组化，符合卡波西肉瘤；慢性阑尾炎及阑尾周围炎；抗酸染色可见阳性杆菌，考虑为分枝杆菌感染。腹水培养为肺炎克雷伯杆菌肺炎亚种。

病例分析

　　患者因急腹症来我院急诊，腹痛急性发作，而且迅速蔓延至全腹，伴有胃肠道症状及发热，查体呈腹膜刺激征表现，腹部 CT 可见明显腹腔游离气体影，是典型的胃肠道穿孔引起急性弥漫性腹膜炎的表现。患者艾滋病合并结核病，CT 可见回盲部肠壁增厚，周围肠系膜可见索条及肿大淋巴结影。结合患者流行病学史、临床表现及辅助检查，考虑肠结核引起肠穿孔、急性弥漫性腹膜炎，具有急诊手术指征。肠结核合并消化道穿孔主要治疗方式是病变肠管的切除、消化道的重建及腹腔冲洗、引流。患者术中可见回肠、回盲部肠壁及附近肠系膜有干酪样结节，回盲部粘连紧密，距回盲部 75 cm 回肠可见一穿孔，故行肠粘连松解＋回盲部及远端回肠切除＋回结肠吻合术，手术切除了结核累及的病变肠管及部分肠系膜，术后早期需要禁食水，应用静脉抗结核药物，同时根据药敏结果选用敏感抗生素，给予营养支持治疗，恢复进食后给予口服抗结核药物治疗。患者手术后恢复良好。

李勤涛教授病例点评

　　结核病是艾滋病患者最为常见的机会感染之一，也是艾滋病患者死亡的重要原因，肺外结核的发生率在 HIV 感染者中明显升高。

肠结核好发于回盲部和回肠远端，累及肠系膜淋巴结。肠结核可导致肠穿孔、弥漫性腹膜炎，手术是解决急性肠穿孔、急性弥漫性腹膜炎的主要手段。本病例患者虽已抗病毒治疗，但 CD4$^+$T 淋巴细胞小于 400 cells/μL，肠穿孔后导致急性弥漫性腹膜炎，手术切除病变肠管、减轻腹腔感染，后续通过抗感染治疗而治愈。因此，对于免疫力低的艾滋病患者出现肠结核引起的急性肠穿孔、弥漫性腹膜炎，手术是祛除肠瘘、快速阻断感染加重的唯一方式，即使 CD4$^+$T 淋巴细胞低也不是艾滋病患者急诊手术的绝对禁忌证。

【参考文献】

1. 沈银忠，卢洪洲．艾滋病合并结核病诊治现状．中国实用内科杂志，2015，35（8）：671-674.

2. 余子琪，陈建勇．艾滋病合并肠结核诊治进展．江西医药，2017，52（1）：92-94.

3. SAITOU M，SUZUKI T，NIITSUMA K. Intestinal perforation due to paradoxical reaction during treatment for miliary tuberculosis. Respirol Case Rep，2016，4（6）：e00196.

4. PATHAK P，SAHU S K，AGRAWAL S. Clinico-pathological profile and surgical outcome of patients of gastrointestinal tuberculosis undergoing laparotomy. Chirurgia，2016，111（6）：487-492.

5. 赵东，陶红光，李红春，等．肠结核并发急性消化道穿孔的诊治分析．安徽医学，2018，39（1）：37-39.

（王丹璞　整理）

笔记

病例 10
甲状腺癌合并 HIV 感染

病历摘要

【基本信息】

患者，男性，62岁，主因"甲状腺癌术后6年，发现右颈部肿物5月余"入院。

现病史：患者6年前于当地医院行双侧甲状腺次全切除＋中央区淋巴结清扫术，1年前肿瘤复发，再次于当地医院行双侧复发性甲状腺癌切除＋颈淋巴结清扫术。患者两次手术后病理均为甲状腺乳头状癌。5个月前患者发现右侧颈部结节，于当地医院行淋巴结针吸细胞学检查提示淋巴结转移癌，4个月前患者出现声音嘶哑，饮水呛咳，1月余前于当地医院行放射性碘治疗，效果不佳，行PET-CT检查提示右颈部活检区域团块状软组织影，考虑淋巴结转移伴感染，双侧颈部Ⅳ及右侧颈部Ⅴ、Ⅵ区多发肿大淋巴结，考虑转移。现患者为求进一步诊治入我科，患者自发病以来饮食、睡眠尚可，二便正常，体重未见明显变化。

既往史：发现 HIV 感染 9 年，目前口服齐多夫定 + 拉米夫定 + 奈韦拉平抗病毒治疗。高血压病史 30 余年，2 型糖尿病病史 20 余年。否认其他传染病病史，否认食物、药物过敏史，否认其他手术、外伤史。

个人史：无地方病疫区居住史，无传染病疫区生活史，无冶游史，吸烟史 40 余年，已戒烟 5 年，饮酒史 40 余年，已戒酒 5 年，已婚已育。

【体格检查】

体温 36.6℃，脉搏 78 次 / 分，呼吸 20 次 / 分，血压 136/71 mmHg。

普外科专科情况：颈前可见一"U"形手术瘢痕，甲状腺未触及，右侧下颌下可触及一不规则结节，直径约 3 cm，质硬，活动度差，压痛（−）。右侧颈部气管旁可触及一不规则结节，直径约 4 cm，质硬，不随吞咽上下活动，压痛（−）。右锁骨上可触及一直径约 1.5 cm 结节，质硬，活动度差，压痛（−）。左侧未触及明显结节。

【辅助检查】

实验室检查

血常规：WBC 3.78×10^9/L，NE% 54.50%，LY% 31.00%，HGB 119.0 g/L，PLT 225.0×10^9/L。

凝血功能：PT 11.3 s，PTA 93.0%，APTT 30.8 s，Fb 400.0 mg/dL，DD 0.44 mg/L，FDP 1.20 μg/mL。

电解质 + 肾功能 + 血糖：K^+ 3.56 mmol/L，Na^+ 140.6 mmol/L，Cl^- 102.5 mmol/L，Ca^{2+} 2.33 mmol/L，Mg^{2+} 0.87 mmol/L，PHOS

1.28 mmol/L，UREA 3.52 mmol/L，CREA 55.1 μmol/L，URCA 371.0 μmol/L，GLU 6.09 mmol/L。

肝功能：ALT 8.5 U/L，AST 12.6 U/L，TBIL 5.6 μmol/L，DBIL 2.1 μmol/L，ALB 44.2 g/L，ALP 81.0 U/L，CHE 6973 U/L，TCHO 3.60 mmol/L，TG 3.02 mmol/L，HDL-C 0.65 mmol/L。

红细胞沉降率：29.0 mm/h。

全段甲状旁腺激素测定：PTH 30.3 pg/mL；甲功全项：T3 0.62 ng/mL，T4 9.44 μg/dL，TSH 1.58 μIU/mL，FT3 2.17 pg/mL，FT4 1.15 ng/dL，AntiTg 0.78 IU/mL，AntiTPO 0.53 IU/mL。

肿瘤系列：AFP 2.00 ng/mL，CEA 1.3 ng/mL，CA-199 2.7 U/mL，CA-153 14.8 U/mL。

T、B、NK 细胞计数：$CD4^+T$ 淋巴细胞 520 cells/μL。

影像学检查

甲状腺超声（图 10-1）：甲状腺左叶结节 TI-RADS 4c 类，左侧颈部及右锁骨上多发肿大淋巴结，考虑转移，右颈部低回声包块，考虑转移灶。

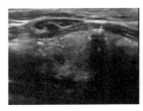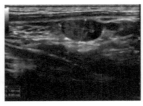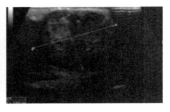

图 10-1　甲状腺超声

腮腺超声（图 10-2）：右侧腮腺内混合回声性质待定，右侧腮腺、双侧颌下腺、颏下、双侧颈部多发异常淋巴结，考虑转移，右侧颌下浸润性包块、右侧颈根部包块，考虑转移，残余甲状腺左叶内实性结节伴钙化，考虑恶性。

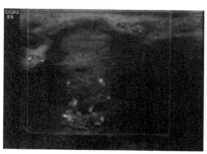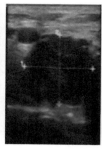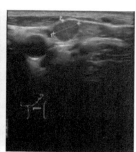

图 10-2 腮腺超声

颈部增强 CT（图 10-3）：甲状腺右叶区及右侧颈部可见多发团块状占位性病变，结合病史，考虑为恶性病变伴多发淋巴结转移。气管受压向右侧移位，颈部血管受压改变。

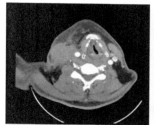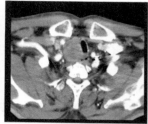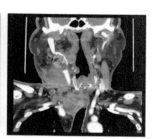

图 10-3 颈部增强 CT

胃镜（图 10-4）：食管未见异常。贲门未见异常。胃底胃体黏膜光滑柔软，橘红色，红白相间，以红为主。胃角弧形，黏膜光滑柔软，橘红色红白相间，以红为主。胃窦黏膜光滑柔软，片状充血水肿，花斑样改变。胃腔黏液池白色，量适中。蠕动正常。幽门圆形，开闭自然，皱襞光滑柔软，橘红色，未见胆汁反流。十二指肠球部黏膜光滑，未见充血、糜烂或溃疡。十二指肠降部未见明显异常。诊断意见：慢性非萎缩性胃炎。

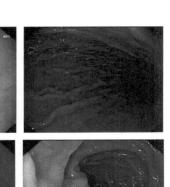
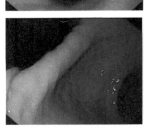
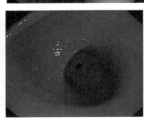
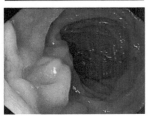

图 10-4　胃镜检查

PET-CT：①右颈部活检区域团块状软组织影，边缘模糊，代谢活跃，考虑淋巴结转移伴感染；双侧颈部Ⅳ区及右侧颈部Ⅴ、Ⅵ区（气管前及气管右旁）多发肿大淋巴结，代谢活跃，亦考虑转移。②其余双侧颈部Ⅰ、Ⅱ区及双侧腮腺区多个稍大淋巴结，代谢轻度增高，较倾向反应性增生；双肺散在少量小结节影，代谢未见增高，建议随诊复查；双肺下叶基底段少许炎症；右肺中叶、左肺上叶下舌段纤维灶并右肺中叶支气管牵拉扩张；右侧胸膜局部钙化；余纵隔、双肺门淋巴结代谢增高，考虑反应性增生；纵隔、右肺门淋巴结钙化。

【诊断】

甲状腺恶性肿瘤复发、颈部多发淋巴结转移、右侧胸锁乳突肌受侵、颈内静脉受侵、右侧颌下腺受侵？甲状腺乳头状癌术后、HIV感染、2 型糖尿病、高血压 3 级（很高危）。

【治疗经过】

患者入院后完善颈部增强 CT，甲状腺、腮腺超声，胃镜及支气管镜等相关检查，未发现肿瘤远处转移，考虑患者甲状腺恶性肿瘤复发，颈部多发淋巴结转移，侵犯右侧胸锁乳突肌、颈内静脉，不

71

排除侵犯右侧颌下腺。胃镜及支气管镜检查未见肿瘤侵及气管及食管内。患者前两次手术后病理均为甲状腺乳头状癌，且放射性碘治疗无效，遂给予索拉菲尼靶向治疗。患者服用索拉菲尼1周后，右颈部包块与周围组织间张力减轻，但肿物大小无明显变化。患者拒绝继续靶向治疗，强烈要求手术治疗，于全麻下行双侧残余甲状腺切除＋双侧颈部淋巴结清扫＋右侧胸锁乳突肌切除＋右侧颌下腺切除术。术中可见右侧胸锁乳突肌中段被肿瘤侵犯，并与深面肌群粘连紧密，右侧颈内静脉、颈外静脉、副神经受侵。右Ⅵ、Ⅶ区可触及直径约4 cm质硬淋巴结，部分位于气管、食管间，部分位于右颈总动脉后方。左侧甲状腺区域可触及上极残留腺体，内有一直径约1 cm大小质硬结节。手术切除了残留甲状腺，清扫双侧颈部淋巴结，切除了受侵右侧胸锁乳突肌及部分颈内静脉。

术后病理回报：淋巴结内见异质性显著的肿瘤细胞浸润，其中分化好的成分为甲状腺乳头状癌，分化差的成分为未分化癌，结合病史及免疫组化染色结果，符合甲状腺乳头状癌的进行性转化（未分化癌）。左侧残余甲状腺见结节状增生的甲状腺组织，右侧残余甲状腺见结节状增生的甲状腺组织，周围纤维结缔组织及横纹肌组织内可见未分化癌浸润。左颈部淋巴结21枚，其中2枚可见分化较好的甲状腺乳头状癌转移，3枚可见未分化癌转移；右颈部淋巴结8枚，其中6枚可见癌转移，大部分肿瘤为未分化癌，仅见小灶分化好的甲状腺乳头状癌，向未分化癌区域移行，并可见横纹肌组织、纤维结缔组织及脂肪组织，其内可见未分化癌浸润，伴大片坏死。右侧带状肌横纹肌组织、纤维结缔组织及脂肪组织，可见分化较好的甲状腺乳头状癌浸润。右胸锁乳突肌周围淋巴结横纹肌组织、纤维结缔组织及脂肪组织，其内可见未分化癌浸润，伴大片坏死。

📋 病例分析

患者曾于外院因甲状腺癌行两次手术治疗，病理结果均为甲状腺乳头状癌，5 个月前发现肿瘤再次复发，且增长迅速，淋巴结针吸细胞学检查提示淋巴结转移癌。患者放射性碘治疗无效，短期的靶向治疗后拒绝继续靶向治疗，积极要求手术治疗。患者局部晚期肿瘤，手术范围大，完全切除了复发肿瘤，但术后病理结果为甲状腺乳头状癌的进行性转化（未分化癌）。患者合并 HIV 感染，虽已抗病毒治疗，但免疫重建后的 HIV 感染者肿瘤发生率仍远高于普通人群，故重建后的免疫细胞是否具备抗肿瘤能力尚未可知。该患者手术后肿瘤反复复发，不排除与低免疫力导致的免疫逃逸有关。但极少数分化型甲状腺癌有去分化复发的可能，术前穿刺取得组织学病理可能对指导治疗更有帮助。

📋 李勤涛教授病例点评

分化型甲状腺癌可发生去分化转化成未分化甲状腺癌（anaplastic thyroid carcinoma，ATC），发生率极低，且多发生于中老年患者。有研究表明甲状腺乳头状癌去分化复发可能与端粒酶逆转录酶启动子突变有关。本例患者曾于外院因甲状腺癌行两次手术治疗，病理结果均为甲状腺乳头状癌，此次手术后病理结果显示甲状腺乳头状癌已出现去分化转变。且患者还合并 HIV 感染，目前普遍认为 HIV 感染导致的免疫监视与防御功能下降可促进肿瘤的发生，而分化型甲状腺癌向未分化型甲状腺癌转化的过程是否与免疫缺陷相关，还需进一步研究。甲状腺未分化癌是一种极具攻击性但罕见的甲状腺恶

73

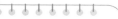
性肿瘤，其侵袭性强，进展迅速，多数表现为突然增大的颈部肿块，可伴有疼痛。大约70%的ATC侵入周围组织，包括脂肪、气管、食管和喉部，引起吞咽困难、呼吸困难、发音障碍或声音嘶哑，严重影响生活质量甚至危及生命，平均总生存期3～10个月，预后极差。对于所有ATC患者，建议行基因检测。对于BRAFV600E突变患者，有文献显示达拉非尼联合曲美替尼可取得较好疗效。对于靶点突变缺失的患者，可尝试进行免疫治疗。本例患者如术前获得组织学病理，可能继续靶向治疗是更好的治疗选择。

【参考文献】

1. 刘敬敬，曹水. 甲状腺未分化癌88例治疗及预后分析. 肿瘤防治研究，2019，46（5）：431-435.

2. WENDLER J，KROISS M，GAST K，et al. Clinical presentation，treatment and outcome of anaplastic thyroid carcinoma：results of a multicenter study in Germany. Eur J Endocrinol，2016，175（6）：521-529.

3. 殷德涛，张朋宇. 甲状腺未分化癌的综合治疗. 肿瘤防治研究，2022，49（2）：85-89.

4. LUO H，XIA X，KIM G D，et al. Characterizing dedifferentiation of thyroid cancer by integrated analysis. Sci Adv，2021，7（31）：eabf3657.

5. CHUNG J H. BRAF and TERT promoter mutations：clinical application in thyroid cancer. Endocr J，2020，67（6）：577-584.

（王丹璞　整理）

病例 11
回盲部肿物并发感染性腹泻诱发的肠套叠

病历摘要

【基本信息】

患者，女性，43岁，主因"停止排气排便伴频繁呕吐2天"入院。

现病史：患者2周前出现腹泻伴发热，就诊于我院感染科急诊，诊断为感染性腹泻，予以补液、抗炎等治疗，以上症状逐渐好转。2天前患者自觉腹胀出现，伴肛门停止排气排便，腹胀痛以右侧腹为著，并逐渐出现呕吐表现，呕吐症状逐渐加重进而频繁，并曾出现一过性发热表现，无畏寒、寒战，体温最高38.5 ℃，遂于今日再次就诊于我院急诊，查血象明显升高，血肌酐显著升高，右侧腹压痛明显，腹胀气明显，腹部CT可见回盲部肠套叠形成，考虑患者诊断为急性机械性肠梗阻、肠套叠、肾功能不全、腹腔感染、肠道感染，拟行急诊手术治疗收入院。患者自发病以来，精神睡眠差，纳差，乏力明显，小便未见明显异常、大便如上述，体重较前减轻。

既往史：否认高血压、冠心病、糖尿病病史，否认其他传染病病史，否认食物、药物过敏史，否认手术、外伤史。

个人史：无地方病疫区居住史，无传染病疫区生活史，无冶游史，否认吸烟史，否认饮酒史，已婚。

【体格检查】

体温 38.5℃，脉搏 83 次 / 分，呼吸 18 次 / 分，血压 113/76 mmHg。

普外科专科情况：腹部膨隆，对称，未见明显胃肠型及胃肠蠕动波，全腹未见手术瘢痕，未见腹壁静脉曲张。腹质软，无肌紧张，右侧腹压痛（＋），反跳痛（－），未及液波震颤，振水音（＋），肝脏肋下未及，剑下未及，触痛（－），胆囊未及肿大，Murphy 征（－），脾肋下未及，触痛（－），麦氏点压痛（－），双肾未扪及，双侧输尿管压痛（－），全腹部叩诊呈鼓音，肝肺浊音界存在，肝上界位于右侧锁骨中线上第 5 肋间，肝区叩击痛（－），脾区叩击痛（－），移动性浊音（－），双肾区叩击痛（－），肠鸣音 3 ～ 4 次 / 分，可闻高调气过水音，全腹部未闻及血管杂音，双下肢无水肿。

【辅助检查】

实验室检查

血常规：WBC 7.52×10^9/L，NE 6.45×10^9/L，EO% 0.04%，HGB 130 g/L，PLT 461.1×10^9/L。

生化：Cr 175.6 μmol/L，Ca^{2+} 1.97 mmol/L，Na^+ 149.8 mmol/L，ALB 31.8 g/L，DBIL 7.8 μmol/L，CRP 79.7 mg/L。

凝血功能：未见明显异常。

便培养：未见细菌生长。

影像学检查

腹部 CT 平扫（图 11-1）：回盲部可见小肠肠管突入，局部肠管变细，其上段小肠明显扩张；回盲部小肠套叠可能性大，伴全组小肠梗阻。

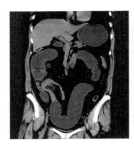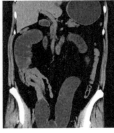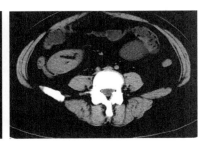

图 11-1　术前腹部 CT 平扫

【诊断】

急性机械性肠梗阻、肠套叠、肾功能不全、腹腔感染、肠道感染。

【治疗经过】

患者入院 2 周前，于我院急诊科确诊感染性腹泻，予以氧氟沙星、硫酸依替米星等抗感染治疗及对症支持治疗 2 周后，腹泻症状好转，粪便培养未见异常细菌生长。因全腹胀痛复查腹部 CT，提示肠套叠可能。立即完善检查，明确肠套叠诊断，同时考虑梗阻病史较长、腹痛症状较重，不排除肠道血运障碍可能，遂急诊行剖腹探查＋肠套叠松解术，术中距回盲部 30 cm 处肠管内可及一质韧肿物，呈纺锤体样，约 6 cm×2.5 cm 大小（图 11-2），因成人回盲部肿物易再次引起套叠，且不排除恶性可能，遂行回肠肿物切除＋肠管吻合术。术中出血约 50 mL，未输血。病理回报示回肠血管平滑肌瘤。术后患者安返病房，注意营养支持及监测生命体征。

术后予以奥硝唑、头孢米诺等药物抗感染，营养支持等。患者术后恢复良好，未出现切口感染等并发症，逐步恢复正常饮食。术后第 6 天复查血常规 WBC 9.20×10^9/L，NE% 73.21%，HGB 124 g/L。按期拔管、拆线。于 2018 年 8 月 17 日（术后第 12 天）出院。

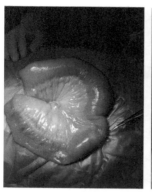
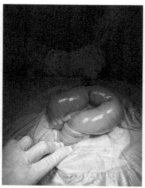
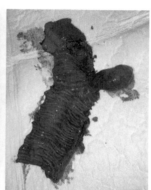

图 11-2　术中所见及标本

【随访】

术后 1 周复查腹部 CT 示吻合口处未见明显梗阻及肠壁增厚（图 11-3）。术后恢复可。

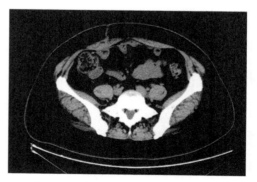

图 11-3　术后 1 周复查腹部 CT 平扫

病例分析

本例患者为急性起病，停止排气排便伴有频繁的呕吐，从症状来看首先应考虑肠道疾病可能性大，肠梗阻或肠麻痹可作为最先需要排查的疾病。继续了解病史，患者在发病前2周曾出现腹泻伴发热，经感染科诊断明确为感染性腹泻，治疗后好转。2天前出现腹胀、腹痛，右下腹部为主，伴有停止排气排便，并有高热达 38.5℃，体检腹部压痛以右下腹部为主，急诊检查血象明显升高、血肌酐升高，CT 可见回盲部肠套叠形成。综合以上结果分析：首先，患者发病之前有一个明确的肠道感染病史，是感染性腹泻；其次，患者肠道感染症状缓解后出现腹胀、腹痛，且为急性发病，经影像学检查明确为肠套叠，感染性腹泻与肠套叠二者之间存在某种联系。

肠套叠的发病机制仍未完全明了，除外继发性肠套叠，对于原发性肠套叠病因的研究主要集中在婴幼儿，主要涉及饮食、环境、病毒感染、胃肠激素等方面，特别指出了儿童注射轮状病毒疫苗引起的肠套叠与疫苗之间的关系。成人肠套叠较为少见，临床表现不典型，多有病理因素存在，且肠道肿瘤是主要诱因，感染性腹泻是引发成人肠套叠的重要诱因。本例患者肠道感染引起过快过强的肠蠕动，使原本就存在血管平滑肌瘤的回肠末端套叠入盲肠，此处亦是肠套叠的好发部位。凡是各种原因导致成人腹泻突然停止后出现阵发性腹痛、腹部肿块、血便，不论病程长短，腹部 CT 提示完全性或不完全性肠梗阻者，应考虑肠套叠的可能性。

成人肠套叠的主要表现是腹痛、腹胀，主要确诊手段是腹部CT，主要治疗方法是手术。

鲁岩教授病例点评

该患者感染性腹泻病史2周，经感染科确诊治疗后缓解，腹泻停止后突然出现腹痛、腹胀、停止排气排便2天，体征以右下腹部压痛为主，腹部 CT 可见明确肠套叠影像，故而确诊。如果对肠套叠有一定的了解，最先想到的一定是感染性腹泻是成人肠套叠的重要诱发因素，对于腹泻突然停止后出现的腹痛、腹胀要警惕肠套叠的发生，该患者完全符合以上分析。对于诊断明确的成人肠套叠，手术是最常用且最佳的治疗手段，依据术中探查肠管血运情况决定是否行肠切除、肠吻合术，但对于肠道肿瘤的患者（如本病例患者有血管平滑肌瘤）则应毫不犹豫地选择手术切除病变肠管并吻合。

【参考文献】

1. 李亮，刘颖涵，王广智.成人肠套叠的临床分析.中国实用医药，2021，16（31）：44-46.

2. 吕榜军，郑文彬，陈蔚恩.肠套叠流行及病因研究进展.应用预防医学，2020，26（1）：85-88.

3. 周天宇，何亮，穆剑锋，等.成人肠套叠 150 例诊治分析.中华普外科手术学杂志（电子版），2019，13（6）：571-574.

4. 马晋平.成年人肠套叠.中华结直肠疾病电子杂志，2015，4（6）：602-606.

5. SHENOY S. Adult intussusception：a case series and review. World Journal of Gastrointestinal Endoscopy，2017（5）：220-227.

（熊企秋　整理）

病例 12
合并乙肝肝硬化的原发性肝癌
（手术联合新型靶向药物治疗）

病历摘要

【基本信息】

患者，女性，46岁，主因"间断纳差厌油4年余，腹胀1个月"入院。

现病史：4年余前，患者无明显诱因出现乏力、厌油腻，无腹痛、腹泻，无眼黄、尿黄，无发热，患者就诊于当地医院，诊断为乙型病毒性肝炎，给予保肝及拉米夫定抗病毒治疗，患者服药3个月后，复查肝功能正常，自行停用抗病毒药物，未规律复查，1个月前，患者无明显诱因出现上腹部胀痛，无发热，无腹痛、腹泻，就诊于当地医院，复查腹部MR示：肝S7、S8交界区富血供肿块，考虑结节型肝细胞性肝癌，肝脏表面欠光滑，门静脉增宽，脾大。现患者为进一步诊疗入我科，门诊以"原发性肝癌"收住院。自患病以来，患者精神可，纳差，睡眠差，二便如常，体重变化不详。

既往史：否认经常外出就餐，否认输血及血制品应用史，有乙型肝炎患者密切接触史，预防接种史不详。平素健康状况良好，否认高血压、冠心病、糖尿病病史，否认食物、药物过敏史，否认手术、外伤史。

个人史：否认地方病疫区居住史，否认传染病疫区生活史，否认冶游史，否认吸烟史，否认饮酒史，适龄结婚，家人体健。

【体格检查】

体温 37.6℃，脉搏 78 次/分，呼吸 19 次/分，血压 124/81 mmHg。

普外科专科情况：腹部平坦，未见胃肠蠕动波，未见胃型，未见肠型，腹部柔软，未及液波震颤，振水音阴性，全腹无压痛及反跳痛，腹部未触及包块，肝、脾、胆囊未触及，Murphy 征阴性，麦氏点无压痛，双侧输尿管无压痛，腹部叩诊鼓音，肝肺浊音界存在，位于右锁骨中线上第 5 肋间，移动性浊音阴性，肝区叩击痛阴性，双肾区无叩击痛，肠鸣音 4 次/分。肛门、外生殖器未查。

【辅助检查】

实验室检查

血常规：WBC 3.12×10^9/L，NE 1.76×10^9/L，HGB 122.0 g/L，PLT 141.0×10^9/L。

电解质＋血肌酐＋血氨：K^+ 3.25 mmol/L，Na^+ 142.8 mmol/L，Cl^- 106.1 mmol/L，Cr 55.4 μmol/L，NH_3 19.0 μmol/L。

肝功能：ALT 16.6 U/L，AST 21.6 U/L，TBIL 20.7 μmol/L，DBIL 6.4 μmol/L，ALB 36.5 g/L，GGT 7.5 U/L，ALP 56.2 U/L，CHE 8205 U/L。CRP 1.4 mg/L。

肿瘤标志物：AFP 131.6 ng/mL，CEA 2.5 ng/mL，CA-199 9.3 U/mL，CA-153 7.1 U/mL。

二便常规未见明显异常。

影像学检查

腹部 MR：肝 S7、S8 交界区富血供肿块，考虑结节型肝细胞性肝癌，肝脏表面欠光滑，门静脉增宽，脾大。

腹部增强 CT（图 12-1）：平扫时肝右叶可见结节状稍低密度影，直径约 4.2 cm，增强扫描呈速升速降表现，平衡期可见假包膜强化。

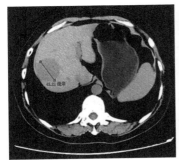 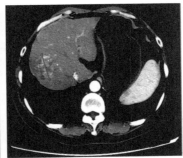

图 12-1　术前腹部 CT

【诊断】

原发性肝癌、乙型肝炎肝硬化代偿期、脾大、食管胃底静脉曲张、反流性食管炎。

【治疗经过】

入院后，完善术前检查，依据病史、体格检查、辅助检查等，考虑原发性肝癌可能性大，同时给予保肝、抗乙型肝炎病毒治疗。排除手术禁忌后，2019 年 11 月 1 日于全麻下行肝 S7、S8 切除术 + 胆囊切除术，游离全肝，充分暴露手术视野，术中超声探查占位，明确 S7、S8 占位，给予肝 S7、S8 切除术 + 胆囊切除术，术中出血 200 mL（图 12-2），未输血。留置右肝下引流 1 根。标本剖面呈鱼肉

 笔记

样，中心可见坏死灶。病理结果回报中分化肝细胞癌，可见脉管内瘤栓，切缘净。免疫组化结果：CD34（血管＋），CK19（－），CK20（－），CK7（－），CK8（弱＋），GPC-3（＋），GS（弱＋），HSP70（－），Hep-1（＋），Ki-67（10%＋）。特殊染色结果：网织红细胞染色（－）。术后化疗、伤口换药，监测体温及各项指标变化。

术后患者恢复可，如期拔管、拆线，病情平稳后继续抗病毒、保肝对症治疗，定期随访复查。于 2019 年 12 月 2 日签署知情同意书，入组"阿帕替尼联合 PD-1 抗体卡瑞利珠单抗（SHR-1210）用于肝癌根治术后伴高复发风险人群辅助治疗的多中心、随机、对照Ⅱ期临床研究"。患者于 2019 年 12 月 20 日首次开始用药治疗，具体用药方案为 SHR-1210 200 mg 静脉滴注 /2 周，口服阿帕替尼 250 mg/d。此后分别于 2020 年 1 月 4 日、2020 年 2 月 6 日、2020 年 2 月 21 日、2020 年 3 月 17 日、2020 年 4 月 3 日行 6 个疗程 SHR-1210 静脉滴注治疗，期间口服阿帕替尼 250 mg/d。患者于 2020 年 5 月 14 日自述无诱因出现发热，最高体温 38℃，无咳痰、腹泻、尿痛、畏寒、寒战等不适，考虑药物相关，停用阿帕替尼后体温降至正常。2020 年 5 月 25 日患者于我院拟接受第 7 周期 SHR-1210 输注治疗，逐渐出现咳痰，为黄痰，活动后气短、胸闷、心悸，无发热、咯血、胸痛等不适，查胸部 CT，结果显示双肺多发斑片影及实变影。停用 SHR-1210 及口服药物阿帕替尼治疗。痰涂片见革兰氏阳性球菌（50%）、革兰氏阴性杆菌（30%），痰细菌、真菌培养（－），肺炎支原体抗体 1 ∶ 640（＋），考虑肺部感染可能。2020 年 5 月 26 日至 2020 年 6 月 1 日予以莫西沙星 0.4 g/d 静脉滴注抗感染治疗，咳嗽、咳痰好转。2020 年 5 月 28 日经北京协和医院会诊考虑免疫检查点抑制剂相关性肺炎（checkpoint inhibitor-associated pneumonitis，CIP）可能性大。患者于2020年6月2日至2020年6月8日转入北京协和呼吸科住院治疗。2020年6月3日起予以甲强龙80 mg/d静脉滴注治疗，辅以碳酸钙片500 mg口服一日3次，骨化三醇软胶囊0.25 μg每日1次口服补钙，法莫替丁片20 mg每日1次口服护胃治疗。患者氧合情况较前好转，2020年6月8日予以出院，激素规律减量：继续口服醋酸泼尼松片50 mg/d，辅以碳酸钙片500 mg一日3次、骨化三醇软胶囊0.25 μg/d补钙，法莫替丁片20 mg/d护胃治疗。2020年6月15日起醋酸泼尼松片减量至40 mg/d，此后每周减2片，减量至30 mg（6片）qd维持该剂量；2020年7月5日起醋酸泼尼松片减量至15 mg/d，维持该剂量1周；2020年7月12日起醋酸泼尼松片减量至10 mg/d，维持该剂量1周后停药。2020年6月8日患者应用激素治疗5天后，无咳嗽、咳痰、胸闷、喘憋等不适，心悸等症状好转；2020年6月20日患者应用激素治疗18天，自述症状消失，无不适；2020年7月18日患者应用激素治疗46天后，停用激素治疗，病情完全缓解。请协和医院、中国医学科学院肿瘤医院及我院专家三方会诊后，认为该患者可继续完成靶向免疫治疗，再行6个疗程联合治疗，未再出现CIP。

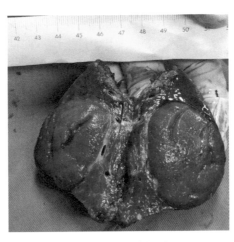

图12-2 术中标本

【随访】

患者术后每月规律行靶向免疫治疗，截至目前，未见肿瘤复发。

病例分析

患者为中年女性，有长期慢性乙型病毒性肝炎病史，已进展到肝硬化阶段，腹部增强 MR 提示肝 S7/8 占位性病变，符合肝癌快进快出影像特点，AFP 明显升高，符合典型肝癌特点，临床考虑原发性肝癌，肝细胞癌可能大。

原发性肝癌治疗目前仍然是以手术为主的综合治疗。根治切除手术为首选及最重要的治疗方式，能明显改善患者预后。肝脏肿瘤能否切除除了跟瘤体大小有关，还跟肿瘤个数、位置、与大胆管及大血管的关系及患者肝功能水平、全身情况、基础疾病等因素有关。自 2015 年索拉菲尼上市以来，肝癌靶向免疫治疗取得明显进展。

本例患者肿瘤为单发，位于肝脏裸区，远离第二肝门，局部评价可切除，手术指征明确，肝功能 Child-Pugh 评级 A 级，一般情况良好，术前未合并其他基础疾病，未见绝对手术禁忌，可考虑行肝癌根治切除。患者肿瘤 4 cm 大小，位于肝脏裸区，手术难度较大。为减少术中出血及全肝阻断带来的缺血再灌注损伤，给予第一肝门游离及右半肝阻断，有效控制出血，避免了左半肝的缺血再灌注损伤。

国家卫健委颁布的原发性肝癌诊疗指南及国外诸多相关指南均建议，对合并高危因素肝癌患者建议给予术后辅助诊疗。既往术后辅助诊疗一般选用肝癌介入治疗，近 10 余年来，随着肝癌靶向免疫治疗取得进展，靶向免疫治疗也用于肝癌术后辅助治疗，目前很多临床研究也在开展中，多数取得较好的临床效果。本例患者术后病理提示中分化肝细胞癌，可见脉管内瘤栓，切缘净。肿瘤较大、脉管癌栓是术后复发转移的独立高危因素。考虑本例患者术后复发转移风险较高，建议术后给予辅助治疗。

患者加入"阿帕替尼联合 PD-1 抗体 SHR-1210 用于肝癌根治术后伴高复发风险人群辅助治疗的多中心、随机、对照 II 期临床研究"，用药方案为 SHR-1210 200 mg 静脉滴注 /2 周，阿帕替尼每日 250 mg 口服，用药周期为半年。患者于 2020 年 5 月出现肺炎相关症状，症状重，病情进展快，迅速出现呼吸窘迫及低氧血症，考虑 CIP 可能性大，病情重，考虑为 IV 级免疫相关不良反应，经过激素等治疗后治愈。对于出现 IV 级免疫相关不良反应的患者，多数指南建议不再给予免疫治疗。但我们考虑本例患者一般情况好，免疫相关不良反应恢复好，继续完成靶向免疫治疗，未再出现免疫相关不良反应。患者随访至今，未见复发转移。

黄容海教授病例点评

对肝癌高危人群的筛查，有助于肝癌的早期发现、早期诊断、早期治疗，是提高肝癌疗效的关键。在我国，肝癌高危人群主要包括具有 HBV 和（或）HCV 感染、过度饮酒、非酒精性脂肪性肝炎、长期食用被黄曲霉毒素污染的食物、各种其他原因引起的肝硬化以及有肝癌家族史等，尤其是年龄 > 40 岁的男性。借助于肝脏超声检查和血清甲胎蛋白（Alpha-fetoprotein，AFP）进行肝癌早期筛查，建议高危人群至少每隔 6 个月进行 1 次检查。对于典型病例，依据患者病史、腹部增强 MR 或者 CT 快进快出表现及 AFP 升高，诊断并不难，术前一般不需要病理结果；对于不典型病例，需要综合判断。

　　原发性肝癌治疗目前仍然是以手术为主的综合治疗。根治切除手术为首选及最重要的治疗方式，能明显改善患者预后。肝癌局部消融治疗，具有对肝功能影响少、创伤小、疗效确切的特点，使一些不适合手术切除的肝癌患者亦可获得根治机会。肝移植是肝癌根治性治疗手段之一，尤其适用于肝功能失代偿、不适合手术切除及局部消融的早期肝癌患者。经导管动脉化疗栓塞术（transcatheter arterial chemoembolization，TACE）目前被认为是肝癌非手术治疗的最常用方法之一。近10余年来，肝癌靶向免疫治疗取得明显进展，众多临床研究也在开展中，多数取得较好的临床效果。

　　需要特别指出的是虽然靶向免疫治疗有较好的临床疗效，但是不能忽视其不良反应，特别是严重的不良反应。对于严重不良反应，特别是免疫相关性肺炎、免疫相关性肝炎、免疫相关性心肌炎、靶向免疫治疗相关严重皮肤改变等，若不能及时识别和处理，可能产生严重后果甚至危及患者生命。靶向免疫治疗有不同于传统放疗化疗的不良反应，几乎可以累及所有器官，少数较严重，更不易预测，免疫治疗不良反应有延后效应，临床医生要学会识别和及时处理。对于靶向免疫治疗不良反应，关键是早发现、早诊断、早治疗，多数预后良好。

【参考文献】

1. XU J M，ZHANG Y，JIA R，et al. Anti-PD-1 antibody SHR-1210 combined with apatinib for advanced hepatocellular carcinoma，gastric，or esophagogastric junction cancer：an open-label，dose escalation and expansion study. Clin Cancer Res，2019，

25（2）：515-523.

2. KUDO M，FINN R S，QIN S，et al. Lenvatinib versus sorafenib in first-line treatment of patients with unresectable hepatocellular carcinoma：a randomised phase 3 non-inferiority trial. Lancet，2018，391（10126）：1163-1173.

3. 中国临床肿瘤学会指南工作委员会 . 中国临床肿瘤学会（CSCO）免疫检查点抑制剂相关的毒性管理指南 . 北京：人民卫生出版社，2019：41-46.

4. ANWANWAN D，SINGH S K，SINGH S，et al. Challenges in liver cancer and possible treatment approaches. Biochim Biophys Acta Rev Cancer，2020，1873（1）：188314.

5. ORCUTT S T，ANAYA D A. Liver resection and surgical strategies for management of primary liver cancer. Cancer Control，2018，25（1）：1073274817744621.

（李宝亮　熊企秋　整理）

笔记

病例 13
合并 HIV 感染的复发巨大腹膜后脂肪肉瘤

📋 **病历摘要**

【基本信息】

患者，男性，37 岁，主因"腹腔脂肪肉瘤术后 3.5 年，复发 1 年"入院。

现病史：患者 3.5 年前体检发现腹腔巨大占位，24 cm×8 cm 大小，主要位于右上腹部，自诉无明显不适。当地医院给予腹腔占位切除术，术后病理提示脂肪肉瘤。术后给予化疗 4 次，具体不详，后定期门诊复查。1 年前发现肉瘤复发，主要位于右下腹部，8 cm 大小，无不适。此后患者占位逐渐增大，现约 25 cm×30 cm×6 cm 大小，伴腹胀，无明显腹痛，无恶心、呕吐，排气排便通畅，无其他不适。近 1 年来，纳差、睡眠欠佳，大小便基本正常，体重减轻 15 kg。

笔记

既往史：HIV 感染病史 10 年，抗病毒治疗 6 年。发现肺结核 6 年，自诉已治愈。否认高血压、冠心病、糖尿病病史，否认其他传染病病史，否认食物、药物过敏史，3.5 年前于外院行腹腔占位切除术，术后规律复查。否认其他手术、外伤史。

个人史：无地方病疫区居住史，无传染病疫区生活史，无冶游史，否认吸烟史，否认饮酒史，已婚已育。

【体格检查】

体温 37.6℃，脉搏 83 次 / 分，呼吸 18 次 / 分，血压 113/76 mmHg。

普外科专科情况：腹部略膨隆，未见胃肠蠕动波，未见胃型，未见肠型，右上腹可见手术瘢痕，腹部柔软，未及液波震颤，振水音阴性，全腹无压痛及反跳痛，中下腹部可触及巨大肿物，约 25 cm×30 cm 大小，质韧，活动欠佳，界线欠清，Murphy 征阴性，麦氏点无压痛，双侧输尿管无压痛，腹部叩诊鼓音，肝肺浊音界存在，位于右锁骨中线上第 7 肋间，移动性浊音阴性，肝区叩击痛阴性，双侧肾区未及叩击痛，肠鸣音正常，4 次 / 分，全腹部未闻及血管杂音。肛门、外生殖器未见明显异常。

【辅助检查】

实验室检查

血常规：WBC $5.52×10^9$/L，RBC $3.52×10^{12}$/L，HGB 81 g/L，PLT $481×10^9$/L。

凝血功能：PT 14.2 s，PTA 67%，FIB 545 mg/dL，INR 1.31。

生化 + 肝功能：ALB 29.0 g/L，ALP 252.1 U/L，CRP 231.8 mg/L，HCY 34.83 μmol/L，其余指标未见明显异常。

肾功能、电解质：未见明显异常。

HIV 抗体阳性，HIV 病毒载量 59 copies/mL，$CD4^+T$ 细胞 374 个 /μL。

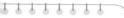
影像学检查

肝胆胰脾肾＋胸部超声（图 13-1）：脾大；肝内结节；胆囊壁毛糙；双侧少量胸腔积液。

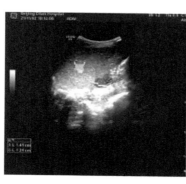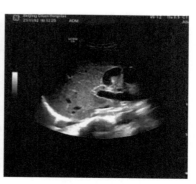

图 13-1 肝胆胰脾肾超声

胸部 CT（图 13-2）：双上肺尖多发结节及斑片影，考虑为继发性肺结核可能性大；双肺散在细支气管炎可能性大；腹腔占位，建议进一步检查。

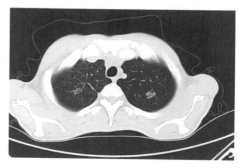

图 13-2 胸部 CT

腹部增强 CT（图 13-3）：腹盆腔弥漫巨大占位性病变，结合病史考虑脂肪肉瘤可能性大；肝内门静脉期多发低强化灶，性质待定，转移瘤不除外，建议行 MRI 进一步检查；肝实质动脉期不均匀强化，建议复查；双侧输尿管未见造影剂充盈，请结合临床。

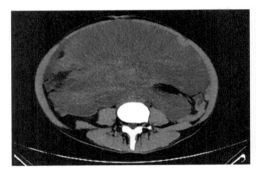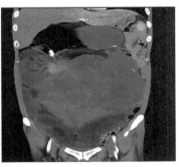

图 13-3　腹部增强 CT

超声心动图、双下肢血管超声：未见明显异常。

【诊断】

腹腔脂肪肉瘤、腹腔脂肪肉瘤切除术后、HIV 阳性、陈旧性肺结核、中度贫血、低蛋白血症、慢性胆囊炎。

【治疗经过】

患者因"腹腔脂肪肉瘤术后 3.5 年，复发 1 年"入院，瘤体现约 25 cm×30 cm×6 cm 大小，入院后，完善腹部盆腔增强 CT 示腹部盆腔弥漫巨大占位性病变，结合病史考虑脂肪肉瘤可能性大。完善胸部 CT，不排除继发性肺结核可能，请感染科会诊后不能排除活动性肺结核可能，请北京胸科医院结核科会诊后，暂不考虑活动性肺结核可能。患者入院后持续低热，结合 HIV 阳性病史、胸部 CT 结果，不排除肺部感染可能，予以甲磺酸左氧氟沙星抗感染治疗。白蛋白 29.0 g/L，给予静脉补充白蛋白纠正营养状态。完善各项术前评估及检查，排除绝对手术禁忌后，拟行腹腔肿瘤减灭术。于 2021 年 10 月 25 日提前置入双侧输尿管支架后逐层入腹，术中见腹腔、盆腔及腹膜后巨大占位，与升结肠及右肾关系密切，无法分离，遂行腹腔、盆腔及腹膜后巨大脂肪瘤切除＋右半结肠切除＋右肾切除术，对各系膜上 1 cm 以上的肿瘤，连同系膜表面一并切除（图 13-4）。

留置空肠营养管 1 根，留置左右盆腔、右肝下、脾窝引流管各 1 根，因术中出血约 800 mL，输入红细胞 4 U，血浆 400 mL。病理结果回报去分化脂肪肉瘤。术后继续热灌注化疗、伤口换药，监测体温及各项指标变化。

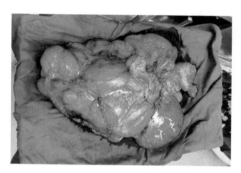

图 13-4　术中所取标本

给予腹腔热灌注化疗 6 次（注射用盐酸表柔比星），冲洗管置于腹腔、盆腔 4 个角落，以利全腹腔冲洗，个别地方采用双腔管穿刺置管的局部热灌注化疗，过程顺利。术后第 1 天患者白蛋白水平仍较低（22.1 g/L），给予白蛋白提高胶体渗透压。切口规律换药，未出现切口感染。术后第 5 天复查血常规示白细胞 6.92×10^9/L、白蛋白 36.8 g/L，恢复较好。于 2021 年 11 月 2 日拔除脾窝、右肝下、左盆腔引流管。2021 年 11 月 3 日拔除右盆腔引流管。患者情况较前明显好转，术后恢复可，于 2021 年 11 月 5 日出院，嘱患者出院后规律复查。

【随访】

2021 年 11 月 23 日：肝胆胰脾肾超声未见明显异常。血常规示 WBC 8.15×10^9/L，NE% 55.1%，HGB 111 g/L，PLT 265×10^9/L。生化示 Ca^{2+} 2.58 mmol/L，PHOS 1.6 mmol/L，Cr 164.7 μmol/L，ALB 50.4 g/L，ALT 14.2 U/L，AST 11.3 U/L。患者术后恢复可，未诉明显不适。肌酐稍高考虑为切除一侧肾脏后代偿所致。

病例分析

患者为中年男性，主因"腹腔脂肪肉瘤术后 3.5 年，复发 1 年"入院，入院后，完善检查，考虑腹腔、盆腔及腹膜后巨大脂肪肉瘤，25 cm×30 cm×8 cm 大小，与右肾及升结肠关系密切，患者有明显压迫症状，有手术指征；患者既往合并 HIV 感染病史，病毒复制水平低，$CD4^+T$ 细胞 374/μL，外院排除活动性肺结核改变，存在贫血及低白蛋白血症等营养差表现，考虑非绝对手术禁忌。

此病例手术难点：①为二次手术，腹腔粘连较重，增加手术难度及副损伤的风险，增加出血风险；②患者为脂肪肉瘤巨大占位，占据腹腔、盆腔及腹膜后，剥离面大，出血风险高，特别是腹膜后游离，更需小心谨慎；③肿瘤与腹腔、盆腔及腹膜后重要器官及大血管关系密切，增加出血及器官损伤风险，特别是与右肾及升结肠关系密切，术前评估可能无法剥离；④患者合并 HIV 感染，免疫力低，术前合并贫血及低白蛋白血症，一般情况较差，加上手术时间长、创伤大，可能需要联合脏器切除，术后感染等风险明显增加。

改善营养及一般情况后，周密完善术前准备，全麻下行剖腹探查＋双侧输尿管支架置入术，术中见腹腔、盆腔及腹膜后巨大占位，与升结肠及右肾关系密切，无法分离，遂行腹腔、盆腔及腹膜后巨大脂肪肉瘤切除＋右半结肠切除＋右肾切除术。术中完整切除脂肪肉瘤，无大血管损伤，无消化道损伤，无其他脏器损伤。术中出血约 800 mL，输入红细胞 4 U，血浆 400 mL。术后标本测重约 17 kg。术中置管于右肝下、脾窝及左右盆腔，术后给予腹腔热灌注化疗 6 次（注射用盐酸表柔比星），实现全腹腔热灌注化疗。术后恢复顺利。病理结果显示去分化脂肪肉瘤。

笔记

黄容海教授病例点评

脂肪肉瘤（liposarcoma）临床较少见，但却是最常见的腹膜后软组织肉瘤，因位置隐蔽，往往肿瘤生长至非常大时才能触及和（或）产生压迫症状。因此，就诊时肿瘤多已侵犯重要脏器和血管。腹膜后脂肪肉瘤具有以下几个特点：①因腹膜后潜在间隙大且位置深，多数缺乏早期典型的症状和体征，在发现时肿瘤体积多较大；②手术切除后复发率高，特点为原位复发、多次复发、复发间期逐渐缩短，但很少发生远处转移；③复发后多有再次手术机会；④多数都有伪包膜，这是由于肿物快速生长压迫周围正常组织而出现的，一般认为这种伪包膜内会有恶性细胞残留，是肿瘤复发的基础，一般手术切除需要连同包膜一并切除。

根治手术切除是治疗腹膜后脂肪肉瘤最重要的方式，能明显改善预后。腹膜后脂肪肉瘤多为巨大占位，与腹腔、盆腔及腹膜后脏器及大血管关系密切，可能需合并脏器切除，手术创伤大，剥离面大，副损伤风险高，大出血风险高。部分患者合并消耗状态，一般情况较差。术前需要尽可能完善检查，做好详细的术前评估，充分预估手术难度及风险，术中仔细操作，避免严重副损伤。

腹腔、盆腔及腹膜后复发转移常见，很少转移到其他部位。术中脱落的肿瘤细胞是导致腹膜后脂肪肉瘤局部复发的危险因素，目前，针对游离癌细胞的有效治疗方式是术中或手术后早期行腹腔热灌注化疗（hyperthermic intraperitoneal chemotherapy，HIPEC），HIPEC能够有效清除游离癌细胞和微小转移癌灶；腹膜后脂肪肉瘤也可从HIPEC中获益。意大利学者曾对60例腹膜肉瘤患者行术中HIPEC进行研究，发现无进展生存及总生存均有改善。遵循肿瘤细胞减灭

笔记

术切除肿瘤理念，行腹膜后肿瘤联合受侵脏器及组织广泛切除，术中及术后联合 HIPEC，利用化疗药物与热效应的协同作用直接杀灭术中脱落游离肿瘤细胞，同时大量的热化疗液灌洗腹腔亦可有效减少游离肿瘤细胞，从而有效预防术后复发。

【参考文献】

1. 蒋彦永，罗成华. 原发性腹膜后肿瘤外科学：理论与实践. 北京：人民军医出版社，2006：17.

2. 郝玉娟，罗成华，郑伟，等. 腹膜后脂肪肉瘤外科治疗及其术后复发的多因素分析. 外科理论与实践，2012，17（3）：275-280.

3. IMPROTA L，TZANIS D，BOUHADIBA T，et al. Overview of primary adult retroperitoneal tumours. Eur J Surg Oncol，2020，46（9）：1573-1579.

4. LOU J，MOTEN A S，REDDY S S，et al. Retroperitoneal sarcomas：does laterality matter? J Surg Res，2019，244：34-41.

5. CHOI J H，RO J Y. Retroperitoneal sarcomas：an update on the diagnostic pathology approach. Diagnostics（Basel），2020，10（9）：642.

（李宝亮　熊企秋　整理）

病例 14
合并 HIV 感染的脾功能亢进导致的阴道自发性出血

【基本信息】

患者，女性，74岁，主因"发现 HIV 抗体阳性 12 年，阴道出血 10 天"入院。

现病史：患者筛查 HIV 抗体阳性，确证试验阳性，血象三系减低，于我院住院治疗，CD4$^+$ 60 cells/μL，血常规 WBC 1.65×10^9/L、NE% 62.7%、NE 1.04×10^9/L、HGB 76.6 g/L、PLT 42×10^9/L，超声提示脾大，胃镜见食管静脉曲张轻度，无明显机会性感染发现，启动 d4T+3TC+ NVP 方案 HAART，并对症纠正血象。后因药物性皮炎更换抗病毒方案为 d4T+3TC+EFV，9 年前曾短期应用 TDF+3TC+EFV 方案，但因出现肾损害恢复 d4T+3TC+EFV 方案。8 年前 HAART 方案调整为 ABC+3TC+EFV，规律服用至今，半年前复查 HIV 病毒载量未检出，CD4$^+$ 71 cells/μL，Ratio 0.53，血常规 WBC 1.01 × 10^9/L，NE 0.55 × 10^9/L，RBC 2.57 × 10^{12}/L，HGB 99.00 g/L，HCT 29.20%，MCV 113.60 fL，MCHC 339 g/L，PLT 26 × 10^9/L。10 天前无明显诱因出现阴道出血，出血量约 100 mL，于北京协和医院药物止血治疗后出血停止，未再反复。此次为求进一步诊治，入我科。此次入院患者精神可，纳可，眠佳，二便无明显异常，无发热、畏寒、寒战，体重无明显变化。

既往史：2008 年因股骨颈骨折行保守治疗，否认高血压、冠心病、糖尿病、肾病病史，否认手术、外伤及病前输血史，否认其他传染病病史，奈韦拉平药物过敏。

个人史：患者配偶 HIV 抗体阳性，3 年前去世，具体不详。否认静脉药瘾史，否认不洁性行为史。否认吸烟史，否认饮酒史，丧偶，已育。

【体格检查】

体温 36.9℃，脉搏 69 次 / 分，呼吸 17 次 / 分，血压 122/75 mmHg。

普外科专科情况：腹部平坦，未见胃肠蠕动波，未见胃型，未见肠型，腹部柔软，未及液波震颤，振水音阴性，全腹无压痛及反跳痛，腹部未及包块，脾脏Ⅲ度增大，肝脏未及。Murphy 征阴性，全腹无压痛，双侧输尿管无压痛，腹部叩诊鼓音，肝浊音界存在，移动性浊音阴性，肝区叩击痛阴性，双侧肾区无叩击痛，肠鸣音正常，4 次 / 分，全腹未及血管杂音。

【辅助检查】

实验室检查

HIV 病毒载量：未检测到。

血常规：WBC 4.09 × 10^9/L，RBC 1.89 × 10^{12}/L，HGB 70 g/L，

PLT 48×10^9/L，ESR 91 mm/h。

凝血功能：PT 14.4 s，PTA 61%，APTT 31.3 s，TT 16.3 s，INR 1.33，Fb 405 mg/dL。

电解质：K^+ 3.2 mmol/L，Ca^{2+} 1.96 mmol/L，其余未见明显异常。

生化 + 肝功能：ALB 29.2 g/L，其余未见明显异常。

影像学检查

妇科超声：子宫及双侧附件未见异常（图 14-1）。

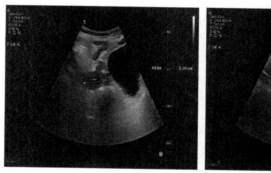
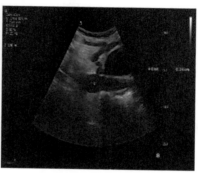

图 14-1 妇科超声

宫颈细胞学检查：阴性。

胃镜（图 14-2）：食管静脉中度曲张；慢性非萎缩性胃炎。

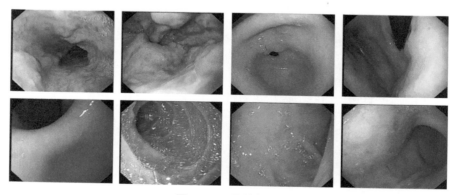

图 14-2 胃镜检查

门静脉血流：门静脉高压血流改变；门静脉侧支循环开放。

头部 CT：左侧基底节区小片状异常低密度影。

胸部 CT（图 14-3）：右肺上叶部分实性磨玻璃结节，性质待定；双肺微结节；双肺局限性气肿。

腹部 CT（图 14-4）：脾大、脾内点状钙化。

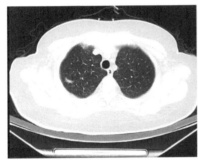
图 14-3　胸部 CT

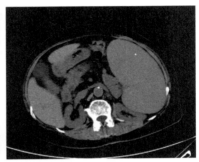
图 14-4　腹部 CT

【诊断】

门静脉高压、脾大伴脾功能亢进、食管静脉曲张（中度）、艾滋病、慢性非萎缩性胃炎、双肺结节、肺气肿、慢性阻塞性肺疾病、粒细胞缺乏、血小板减少、中度贫血、低钾低钙血症、低白蛋白血症、阴道出血、右侧股骨颈骨折后。

【治疗经过】

患者因阴道出血来我院妇科就诊，入院后予重组人粒细胞刺激因子、重组人白介素 -11 对症升白细胞、血小板治疗，继续 ABC+3TC+EPV 方案 HAART。结合患者三系降低、脾大，出血倾向，患者已经有阴道自发出血，考虑是严重脾功能亢进合并自发性出血。已有脾切除术治疗指征，完善评估心肺功能后，转我科拟行脾切除术治疗。患者肺功能较差，请呼吸科会诊重点提示手术后有发生肺部感染、呼吸衰竭的风险。术前完善相关检查，肝功能 Child-Pugh 评级 B 级，无手术禁忌。于 2021 年 6 月 9 日，全麻下行脾切除术。检查无活动出血

笔记

后，于脾窝低处放置引流管 1 根。术后安返病房，监测生命体征。

术后予抗生素预防术后感染，同时补液、保肝、补充白蛋白提高胶体渗透压。考虑患者 VTE 风险等级较高，予以气压循环泵预防下肢静脉血栓，术后第 2 天起，给予低分子量肝素抗凝治疗。腹腔引流量逐步减少，于术后第 5 天拔除腹腔引流管。复查 CD4$^+$ 301 cells/μL，血常规 WBC 5.17×10^9/L，RBC 2.28×10^{12}/L，HGB 85 g/L，PLT 265×10^9/L。患者脾功能亢进表现明显缓解。患者病情好转，于 2021 年 6 月 17 日出院。

【随访】

患者此后未有自发性出血。

病例分析

患者系老年女性，有长期脾大及脾功能亢进病史，血象三系明显降低，入院前有阴道出血病史，不合并肝硬化，食管胃底静脉曲张中度，考虑患者存在门静脉高压、脾Ⅲ度增大合并明显脾功能亢进，有自发出血史，有行脾切除术指征，既往内科合并症较多，长期 HIV 感染病史，长期 HAART，CD4$^+$T 细胞长期小于 100/μL，余合并症非绝对手术禁忌。完善术前准备，全麻下行脾切除术。术后恢复好，血象三系恢复正常，未见门静脉系统血栓形成，CD4$^+$T 细胞 2 周内升至 324/μL。

黄容海教授病例点评

门静脉高压症是我国的常见病，多数由乙型肝炎、丙型肝炎引起的肝硬化所致，特发性门静脉高压临床也可见，门静脉高压可导致食管胃底静脉曲张破裂出血及脾功能亢进，这是严重而常见的并发症。对于单纯脾功能亢进患者而言，脾切除术因手术方式简单，疗效肯定，目前成为治疗门静脉高压引起单纯脾功能亢进的常用手术方式。

脾切除术有多种并发症，其中门静脉系统血栓（portal vein thrombosis，PVT）形成是最常见、危害最大的并发症，影响手术效果。对脾切除术后患者而言，除了门静脉本身因素外，脾静脉盲端形成、脾切除后门静脉血流下降、血管结扎造成血管内皮损伤、术后应用止血药物等均促进了门静脉血栓形成，其关键在于预防。

对于 HIV 感染合并脾功能亢进患者而言，其 CD4$^+$T 细胞下降可能存在两种病因，即脾功能亢进所致白细胞降低及 HIV 感染直接导致 CD4$^+$T 细胞下降，所以单纯 HARRT 可能疗效不佳。对于 HIV 感染合并脾功能亢进患者，切脾结合 HARRT 可能能够明显改善 CD4$^+$T 细胞水平，可能是 HIV 感染合并脾亢患者将来治疗的方向。

【参考文献】

1. 杨凯奇，陈世耀 . 特发性门静脉高压症预后及其影响因素 . 实用肝脏病杂志，2018，21（3）：332-335.

2. MERCADO M A. Surgical treatment for portal hypertension. Br J Surg，2015，102（7）：717-718.

3. XU M，XUE W L，MA Z H，et al. Resveratrol reduces the incidence of portal vein system thrombosis after splenectomy in a rat fibrosis model. Oxid Med Cell Longev，2016，2016：7453849.

4. 黄龙，于庆生，郭彬彬 . 肝硬化门静脉高压患者脾切除对血液流变学的影响及血栓形成分析 . 中华肝胆外科杂志，2020，26（8）：581-584.

（李宝亮　熊企秋　整理）

病例 15
合并乙肝肝硬化的原发性肝癌

📋 病历摘要

【基本信息】

患者，男性，55岁，主因"发现 HBsAg 阳性 31 年，发现肝内占位 3 周"入院。

现病史：患者 1991 年体检发现小三阳，自诉肝功能正常，未治疗。2020 年初发现 HBV 抗体阳性，于北京某医院行恩替卡韦抗病毒及中药汤剂治疗，3 个月后复查 HBV-DNA 转阴，持续服用中药汤剂 5 个月。2021 年 3 月复查 AFP 59 ng/mL。患者自诉无明显乏力、发热，无恶心、呕吐、腹胀等症状。现为全面诊疗来我院门诊，腹部增强 MRI（肝、胆、胰腺）示肝 S3 及 S8 结节灶，S3 考虑恶性病变，S8 占位性质待定，为行进一步治疗收入我病区。患者自发病以来，精

笔记

神可，纳可，无恶心，大小便正常，体重无明显下降。

既往史：否认肝炎患者密切接触史，预防接种史不详，偶在外就餐，否认不洁饮食史，否认不洁注射史，否认输血及血制品应用史。高血压（3 级）病史 20 年，血压最高 180/110 mmHg，目前服用苯磺酸氨氯地平 5 mg/d，缬沙坦 80 mg/d，酒石酸美托洛尔 25 mg/d，自诉血压控制可，2 型糖尿病病史 1 年余，目前应用甘精胰岛素 15 IU 睡前皮下注射，否认冠心病病史，否认其他传染病病史，否认食物、药物过敏史，1997 年因血小板明显降低行"脾切除术"，否认外伤史。

个人史：无地方病疫区居住史，有传染病疫区生活史，目前生活在江西南昌血吸虫疫区，诉 30 余年前血吸虫抗体阳性，无冶游史，否认吸烟史，有饮酒史 10 年，折合酒精含量 36 g/d，2020 年戒酒，已婚，已育 1 子。

【体格检查】

体温 36.6℃，脉搏 78 次 / 分，呼吸 21 次 / 分，血压 129/88 mmHg。

普外科专科情况：腹部平坦，上腹部可见手术瘢痕，未见胃肠蠕动波，未见胃型，未见肠型，腹部柔软，未及液波震颤，振水音阴性，全腹无压痛及反跳痛，腹部未触及包块，肝、脾、胆囊未触及，Murphy 征阴性，麦氏点无压痛，双侧输尿管无压痛，腹部叩诊鼓音，肝肺浊音界存在，位于右锁骨中线上第 7 肋间，移动性浊音阴性，肝区叩击痛阴性，双侧肾区无叩击痛，肠鸣音正常，4 次 / 分，全腹部未闻及血管杂音。肛门、外生殖器未见异常。

【辅助检查】

实验室检查

血常规：WBC 4.72×10^9/L，NE 2.70×10^9/L，HGB 136 g/L，PLT 220×10^9/L。

凝血功能：APTT 30 s，Fb 221 mg/dL，FDP 8.73 μg/mL，DD 3.76 mg/L，TT 17.9 s。

电解质：未见明显异常。

肝功能：ALT 23.1 U/L，AST 24.4 U/L，TBIL 44.3 μmol/L，DBIL 6.4 μmol/L，ALB 33 g/L，TBA 88.6 μmol/L。

肿瘤标志物：AFP 75.26 ng/mL。

二便常规：未见明显异常。

乙肝五项示"小三阳"。

影像学检查

腹部增强 MRI：肝左外叶占位性病变，2.5 cm 大小，考虑为恶性病变，肝 S8 小结节灶，恶性不除外（图 15-1）。

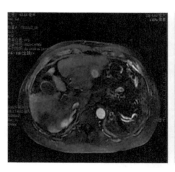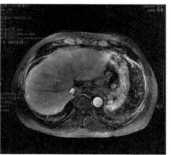

图 15-1 腹部增强 MRI

下肢血管超声：双下肢动脉粥样硬化。

超声心动图、心电图等未见明显异常。

【诊断】

原发性肝癌、门静脉高压、食管胃底静脉曲张、乙型肝炎肝硬化失代偿期、脾切除术后。

【治疗经过】

患者入院后积极完善各项检查，提示处于肝硬化失代偿期，给予还原型谷胱甘肽、多烯磷脂酰胆碱等抗炎保肝、清除氧自由基、稳定肝细胞膜、口服恩替卡韦抗病毒等治疗做围术期准备，预防出现肝衰竭可能，同时予以氨氯地平、缬沙坦、酒石酸美托洛尔等药物对症治疗。术前肝功能 Child-Pugh 评级 B 级。术前改善一般情况，加强保肝治疗的基础上完善各项检查，手术指征明确，无绝对禁忌，于 2021 年 5 月 8 日在全麻下行肝 S3 切除 + 肝 S8 小结节切除术。术中未进行肝门阻断，尽量减少出血，术中出血约 50 mL，未输血，控制麻醉及手术时间。术后予以加强保肝治疗，予以抗炎、利尿、补液、补充白蛋白等治疗。患者恢复较顺利。术中标本截面见图 15-2。

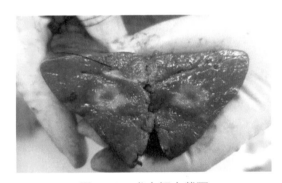

图 15-2　术中标本截面

【随访】

术后 3 个月，患者随访结果未出现肿瘤复发证据。

病例分析

本例患者慢性起病，乙肝肝硬化患者，乙型肝炎病史 31 年，口服抗病毒药物治疗 1 年，入院前 HBV-DNA 阴性，2021 年 3 月复查 AFP 59 ng/mL，腹部增强 MRI：肝 S3 及 S8 结节灶，S3 考虑恶性病变，S8 占位性质待定，肝硬化、再生结节形成，食管静脉曲张、少量腹水。脾切除术后，脾区副脾，副脾内囊性病变。24 年前因脾大、脾功能亢进行脾切除手术，30 年前血吸虫感染病史，高血压、糖尿病病史。综合以上分析，本病例是一位长期乙肝肝硬化患者，肝功能处于失代偿期，术前 Child-Pugh 评级 B 级。肝切除术是肝癌患者获得长期生存的重要手段。现代医学影像技术对肿物可切除性的评估及肝功能评估的完善、外科手术技术的进步、手术器械的创新和改进、术后精细化管理，是肝切除术成功的关键。随着现代肝脏外科的快速发展，肝切除术的死亡率已控制在 3% 以下。

在这些关键因素中，肝功能评估无疑是重要的一项。目前已发展了多种肝功能评估手段，从单一血清标志物，到肝脏体积及残余体积计算、ICG 15 分钟滞留率、MELD 评分系统等，目前最常用的仍然是 Child-Pugh 评分系统。一般来说肝功能 Child-Pugh 评级 A 级代表肝储备功能良好；B 级代表肝功能尚可，处于轻度失代偿期，可耐受部分手术；Child-Pugh 评级 C 级为明显失代偿期，为手术禁忌。

对于合并肝硬化的肝切除患者而言，围手术期肝功能维护显得尤为重要。这些措施包括：围手术期一般支持治疗，药物保肝治疗，术中减少出血，避免或者减轻肝脏缺血再灌注损伤，精准肝切除尽量保留更多有功能肝组织等。

黄容海教授病例点评

对于合并肝硬化的肝切除患者而言，术前肝功能评估及围手术期肝功能维护显得尤为重要。目前已发展了多种肝功能评估手段，最常用的仍然为 Child-Pugh 评分系统，在 Child-Pugh 评分系统基础上，综合肝脏体积、ICG 15 分钟滞留率等指标更客观全面评估肝功能。围手术期肝功能维护包括一般情况改善、药物保肝治疗、术中减少肝功能损伤等。

【参考文献】

1. 国家卫生健康委办公厅 . 原发性肝癌诊疗指南（2022 年版）. 临床肝胆病杂志，2022，38（2）：288-303.

2. 左婷婷，郑荣寿，曾红梅，等 . 中国肝癌发病状况与趋势分析 . 中华肿瘤杂志，2015，37（9）：691-696.

3. 中国抗癌协会肝癌专业委员会 . 中国肿瘤整合诊治指南（CACA）- 肝癌部分 . 肿瘤综合治疗电子杂志，2022，8（3）：31-63.

4. 杨猛，浦涧 . 乙肝相关性肝癌发生机制的研究进展 . 右江医学，2022，50（8）：561-565.

（王杨　熊企秋　整理）

病例 16
陈旧性胫腓骨骨折合并 HIV 感染

病历摘要

【基本信息】

患者，男性，41 岁，主因"外伤致左小腿疼痛、肿胀、活动受限 22 天"于 2019 年 4 月 9 日急诊入院。

现病史：患者于入院 22 天前不慎被钢管砸伤左小腿，当即感到左小腿远段剧烈疼痛，伤处肿胀明显，局部皮肤形成血疱，不敢活动左下肢，无法行走，左足无麻木，脚趾活动自如。立即就诊于当地某医院，完善检查，被诊断为左胫腓骨骨折，住院进一步治疗。入院后给予左下肢跟骨牵引，局部皮肤血疱处换药，肿胀逐渐减轻，皮肤条件逐渐好转，拟行手术治疗。入院后化验显示 HIV 抗体阳性，遂于 2019 年 4 月 9 日我院急诊就诊，以"左胫腓骨骨折"收入骨科进一步治疗。自受伤以来患者精神、饮食可，因左小腿伤处疼痛睡眠不佳，大小便正常。无头晕、头痛，无恶心、呕吐，无胸腹不适，无意识障碍，近期体重无减轻。

既往史：既往未被诊断过 HIV 感染，未进行 HARRT。否认高血压、冠心病、糖尿病病史，否认其他传染病病史，否认食物、药物过敏史。

个人史：从事自由职业，无地方病疫区居住史，无传染病疫区生活史，无冶游史，偶吸烟，偶饮酒，无嗜酒，适龄结婚，爱人及 1 子健康。

【体格检查】

体温 36.5℃，脉搏 76 次 / 分，呼吸 19 次 / 分，血压 136/80 mmHg。卧床，平车推入病房。心、肺、腹无异常。

骨科专科情况：左下肢石膏固定状态，拆除石膏见左小腿下段肿胀、淤青，伤处局部色素沉着，左足脚趾末端颜色红润。跟骨牵引处辅料干洁，无渗出。左小腿远段压痛明显，可触及移位断端。左下肢轴向叩击可诱发左小腿下段疼痛，伤处皮温略高，足背动脉及胫后动脉搏动正常，脚趾末端血运正常，左下肢感觉正常。左踝关节活动受限，左膝关节活动正常，趾间关节活动正常。双下肢基本等长，左小腿下段周径较右侧长约 0.5 cm。

【辅助检查】

实验室检查

HIV 病毒载量 29 888 copies/mL，CD4$^+$T 淋巴细胞 399 cells/μL，血红蛋白 154 g/L，白蛋白 42.9 g/L。

影像学检查

伤后左胫腓骨 X 线及 CT：左胫腓骨下段骨质连续性中断，骨折移位明显，骨折断端对位及对线不良，断端可见骨痂形成，周围软组织肿胀（图 16-1）。

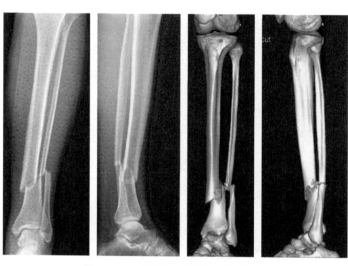

图 16-1 伤后左胫腓骨 X 线及 CT

【诊断】

诊断：左胫腓骨陈旧性骨折、HIV 感染（无症状期）。

诊断依据：①外伤后急性发病，既往未被诊断过 HIV 感染，未进行 HARRT。②主因"外伤致左小腿疼痛、肿胀、活动受限 22 天"入院。③查体示左小腿下段肿胀、淤青。左小腿远段压痛明显，可触及移位断端。左下肢轴向叩击可诱发左小腿下段疼痛。左踝关节活动受限。④伤后左胫腓骨 X 线及 CT 示左胫腓骨下段骨折，骨折移位明显，对位及对线不良，断端可见骨痂形成。

鉴别诊断：患者既往无左踝及左小腿疼痛，影像学检查未见肿瘤所致骨破坏，可排除肿瘤所致病理性骨折。

【治疗经过】

入院后完善检查，立即启动 HARRT，伤处制动，消肿、止痛、营养支持、改善免疫状态，积极术前准备。于 2019 年 4 月 10 日在腰麻复合连续硬膜外麻醉下行切开复位钢板螺钉内固定术，骨折断端植入同种异体骨。手术顺利，安返病房。术后给予抗生素预防感染，消肿止痛，积极预防下肢深静脉血栓形成，继续 HARRT。左下肢抬高，观察末端血运、感觉、活动。定期换药观察切口情况，复查各项炎性指标。

    术后开始左踝屈伸活动锻炼。术后左胫腓骨正侧位 X 线显示左胫腓骨骨折复位良好，骨折对位及对线良好，钢板螺钉位置及长短合适（图 16-2）。患者术后 2 周按期拆线。术处切口愈合良好，体温正常，血常规白细胞及中性粒细胞百分比正常，红细胞沉降率 34 mm/h，C 反应蛋白 2.7 mg/L，给予办理出院，返家后继续 HARRT。

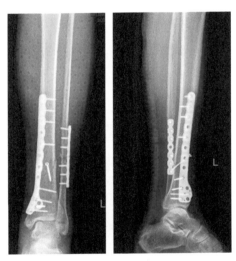

图 16-2   术后左胫腓骨正侧位 X 线

【随访】

    术后 1 个月后逐渐加强左踝屈伸活动锻炼。术后 3 个月后逐渐负重行走，恢复正常生活。术后 1 年复查切口无感染，无 HIV 相关并发症出现，左胫腓骨骨折愈合良好，伤处无疼痛，左踝关节功能正常。

病例分析

  骨干陈旧性骨折是指骨折超过 3 周，该患者从受伤到入院超过
3 周，诊断陈旧性骨折是明确的。患者胫腓骨骨折移位明显，对位及
对线不佳，具有手术指征。根据患者骨折情况，应行切开复位内固
定术。手术方式有闭合复位胫骨髓内钉内固定术和切开复位钢板螺
钉内固定术。相比切开复位钢板螺钉内固定术，闭合复位髓内钉内
固定术具有微创、创伤小、出血少、恢复快、骨折容易愈合等优点，
也能减少医生职业暴露的风险。而且患者 HIV 感染，免疫力低下，
术后容易出现切口感染的问题，无疑微创闭合复位髓内钉内固定术
更适宜。但患者为陈旧性骨折，CT 显示骨折端已有骨痂形成，这给
手术复位带来难度，只能选择切开复位钢板螺钉内固定的手术方式。
由于陈旧性骨折，切开复位会损害骨折局部血运，给骨折愈合带来
不利影响。所以，在复位及固定后，骨折断端给予植入同种异体骨，
以保证骨折的顺利愈合。既往该患者未被诊断为 HIV 感染，未进行
HARRT，所以入院后立即开始给予 HARRT，改善免疫状态。患者
为陈旧性骨折，时间越长，复位越困难。入院后化验显示 HIV 病毒
载量 29 888 copies/mL，CD4$^+$T 淋巴细胞计数 399 cells/μL，并且患者
一般情况好，无其他疾病，所以于入院后第 2 天就给予了手术治疗。
患者 HIV 感染，免疫力低下，同时伤处曾出现水疱，增加感染概率，
术后容易出现感染并发症，根据体温、血常规、红细胞沉降率及 C
反应蛋白变化，延长了抗生素的应用时间，注意换药时观察切口情
况。最后患者获得了很好的恢复，未出现感染等并发症。

张强教授病例点评

　　这是一例 HIV 感染合并左胫腓骨陈旧性骨折的病例。在 HIV 感染的患者中低骨密度和骨量减少的病例已被报道。骨量减少会增加骨折的风险。HIV 感染患者罹患骨折的危险性是性别与年龄相对应正常人群的 3 倍。随之而来的是骨折需要手术治疗的患者逐渐增多。这些骨折患者由于合并 HIV 感染这一特殊性，经常需要转院治疗，形成陈旧性骨折，进行手术治疗的患者比例较正常人群增多。陈旧性骨折给手术复位带来困难，所以往往需要切开复位内固定植骨的手术方式。陈旧性骨折需要尽快手术，但 HIV 感染患者免疫力低下，陈旧性骨折往往手术时间长、创伤大，容易出现感染并发症。手术时机的选择就要综合各方面因素判断，包括伤后时间、患者一般情况、免疫功能状态、合并疾病、营养状态、手术切口类型、手术复杂程度等因素。其中免疫状态是 HIV 感染者外科手术风险评估和手术时机选择应着重考虑的因素。免疫力低下的患者抵御较高的细菌负荷的能力较低，预防性应用抗生素可以改善，但不能完全消除这种缺陷。因此，接受开放骨折或污染手术的患者可能导致术后并发症发生率高。所以，对于 HIV 感染的四肢骨折患者，无菌技术的应用更显得至关重要。对于 HIV 感染的四肢骨折患者，从术前皮肤的准备、消毒、铺巾，到术中手术的实施，再到术后的换药，将无菌技术贯穿始终，围手术期应用抗生素加强预防感染治疗。本例患者经过很好的围手术期处理及手术治疗，最后获得了很好的恢复。

笔记

【参考文献】

1. MULLIGAN K, HARRIS D R, EMMANUEL P, et al. Low bone mass in behaviorally HIV-infected young men on antiretroviral therapy: adolescent trials network study 021B. Clin Infect Dis, 2012, 55 (3): 461-468.

2. PRIETO-ALHAMBRA D, GÜERRI-FERNÁNDEZ R, DE VRIES F, et al. HIV infection and its association with an excess risk of clinical fractures: a nationwide case-control study. J Acquir Immune Defic Syndr, 2014, 66 (1): 90-95.

3. GRUBERT T A, REINDELL D, KÄSTNER R, et al. Rates of postoperative complications among human immunodeficiency virus-infected women who have undergone obstetric and gynecologic surgical procedures. Clin Infect Dis, 2002, 34 (6): 822-830.

4. 中国性病艾滋病防治协会学术委员会外科学组，中华医学会热带病与寄生虫学分会外科学组，国家传染病医学中心（北京）. 中国人类免疫缺陷病毒感染者围手术期抗病毒治疗专家共识（第二版）. 中华实验和临床感染病杂志（电子版），2021，15（5）：289-294.

5. 赵昌松，张强，张耀，等. HIV阳性合并陈旧闭合四肢骨折患者的手术治疗. 传染病信息，2017，30（6）：335-337.

（赵昌松　整理）

病例 17
胫腓骨骨折合并极低 CD4$^+$T 淋巴细胞 HIV 感染

病历摘要

【基本信息】

患者，男性，51 岁，主因"外伤致左小腿疼痛、肿胀、活动受限 8 日"于 2020 年 6 月 8 日急诊入院。

现病史：患者于 2020 年 5 月 31 日 2：00 左右干活时不慎摔倒，左小腿扭伤，当即左小腿疼痛、肿胀，不敢活动，无足部麻木，立即呼叫急救车送至当地医院就诊，给予 X 线检查，被诊断为左胫腓骨骨折，建议手术治疗，遂住院。入院后给予左小腿跟骨牵引、消肿止痛等治疗，完善检查，预行手术。化验显示 HIV 筛查阳性，为进一步治疗于 2020 年 6 月 8 日来我院急诊，以"左胫腓骨骨折"收住院继续治疗。患者伤来精神、饮食可，因左小腿伤处疼痛睡眠不

117

佳，大小便正常。无头晕、头痛，无恶心、呕吐，无胸腹部不适，无意识障碍，近期体重无减轻。

既往史：既往未被诊断过 HIV 阳性，未进行 HARRT。否认高血压、冠心病、糖尿病病史，否认其他传染病病史，否认食物、药物过敏史。

个人史：生于外市，从事自由职业，无地方病疫区居住史，无传染病疫区生活史，无冶游史，否认吸烟史，偶饮酒，无嗜酒，已婚，已育。

【体格检查】

体温 36.1℃，脉搏 70 次 / 分，呼吸 20 次 / 分，血压 125/74 mmHg。卧床，平车推入病房。心、肺、腹无异常。

骨科专科情况：脊柱区无明显后凸畸形，无压叩痛，颈椎及腰椎活动可。骨盆无畸形，无压痛，挤压及分离试验阴性。左跟骨可见骨牵引针。左小腿肿胀，以左小腿中下 1/3 附近为明显，该处胫前可见皮肤挫伤。左踝肿胀，未见明显皮肤破损及淤青。左小腿中下 1/3 压痛明显，胫前可触及翘起骨折断端，左小腿外侧腓骨近段轻压痛，左内外踝略有压痛。左膝无压痛。因左小腿骨折部位疼痛，左踝及左膝不敢用力活动。左足脚趾屈伸活动正常，左足脚趾血运正常。腹壁反射正常引出，双侧肱二、肱三头肌腱反射正常。双膝腱反射、跟腱反射不便检查。双侧巴宾斯基征阴性。

【辅助检查】

实验室检查

HIV 病毒载量 10 635 copies/mL，CD4$^+$T 淋巴细胞 11 cells/μL，血红蛋白 126 g/L，白蛋白 46.5 g/L。

影像学检查

伤后左胫腓骨正侧位 X 线及 CT（图 17-1）：左腓骨近段长斜形粉碎性骨折，可见游离骨块，略有移位。左胫骨约中下 1/3 附近可见不规则骨折，骨折移位明显。左后踝可见骨折线，无明显移位。

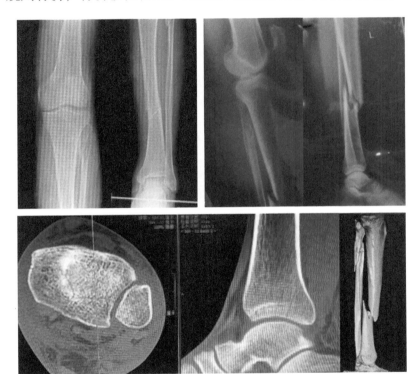

图 17-1　伤后左胫腓骨正侧位 X 线及 CT

【诊断】

诊断：左胫腓骨骨折、左后踝骨折、HIV 感染（无症状期）。

诊断依据：①中年男性，外伤后急性起病。②既往未被诊断过 HIV 阳性，未进行 HARRT。③主因"外伤致左小腿疼痛、肿胀、活动受限 8 日"入院。④查体示左跟骨可见骨牵引针。左小腿肿胀，以左小腿中下 1/3 附近为明显，该处胫前可见皮肤挫伤。左踝肿胀。左小腿中下 1/3 压痛明显，胫前可触及翘起骨折断端，左小腿外侧腓骨近段轻压痛，左内外踝略有压痛。因左小腿骨折部位疼痛，左踝及左膝不敢用力活动。⑤辅助检查：HIV 病毒载量 10 635 copies/mL，CD4$^+$T 淋巴细胞 11 cells/μL。伤后左胫腓骨正侧位 X 线及 CT：左腓骨近段长斜形粉碎性骨折，左胫骨约中下 1/3 附近可见不规则骨折，骨折移位明显。左后踝可见骨折线，无明显移位。

鉴别诊断：患者既往无左踝及左小腿疼痛，影像学检查未见肿瘤所致骨破坏，可排除肿瘤所致病理性骨折。

【治疗经过】

入院后完善检查，伤处制动，消肿、止痛、营养支持、改善免疫状态，请感染科会诊，给予 HARRT，积极术前准备。于 2020 年 6 月 11 日在腰麻复合连续硬膜外 + 静脉全麻下行闭合复位 + 左后踝骨折经皮螺钉固定 + 左胫骨髓内钉内固定术。手术顺利，安返病房。术后积极预防感染，加强抗生素应用，止痛对症、补液、消肿治疗，积极预防下肢深静脉血栓形成，继续 HARRT，左下肢抬高，观察末端血运、感觉、活动。加强监测，定期复查血常规、红细胞沉降率、C 反应蛋白等各项指标，监测体温变化，定期换药观察切口情况。密切观察病情变化。

术后复查左胫腓骨正侧位 X 线片显示左胫腓骨骨折复位良好，左后踝骨折无移位，内固定长短及位置良好（图 17-2）。患者术后 2 周拆线，切口愈合良好，体温正常，血常规白细胞及中性粒细胞百分比正常，红细胞沉降率 33 mm/h，C 反应蛋白 15.7 mg/L，给予办理出院，返家后继续 HARRT。

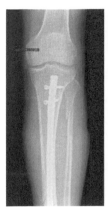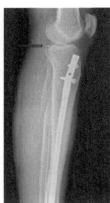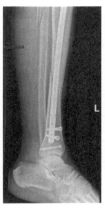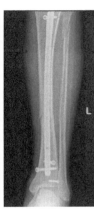

图 17-2　术后左胫腓骨正侧位 X 线片

【随访】

术后 1 个月后逐渐加强左踝及左膝屈伸活动锻炼。术后 3 个月后逐渐负重行走，恢复正常生活。术后 1 年复查各切口无感染，无 HIV 感染相关并发症出现，左胫腓骨骨折及左后踝骨折愈合良好，伤处无疼痛，左膝及左踝关节功能正常。

病例分析

患者有外伤病史，根据影像学检查排除了肿瘤破坏所致病理性骨折，当前诊断左胫腓骨骨折明确。患者骨折移位明显，对位及对线不佳，具有手术指征。该患者既往未被诊断为 HIV 感染，未进行 HARRT。入院后化验显示 HIV 病毒载量 10 635 copies/mL，CD4+T 淋巴细胞计数 11 cells/μL。当前的问题就是患者 HIV 感染，CD4+T 淋巴细胞计数极低。CD4+T 淋巴细胞一定程度反映免疫状态，这说明患者目前免疫力极其低下，容易出现感染等各种并发症，手术存在风险。与患者及家属沟通，愿意承担风险。入院后立即请感染科

笔记

121

会诊，尽早给予了 HARRT，改善患者免疫状态，并给予营养支持治疗。考虑患者一般情况及营养状态好，无其他疾病，当前手术治疗是解决左胫腓骨骨折唯一的方式，决定给予手术治疗。手术有两种方式，切开复位钢板螺钉内固定及闭合复位髓内钉内固定。为减少感染等并发症发生，我们选用微创闭合复位髓内钉内固定的手术方式，左胫腓骨骨折给予闭合复位，左胫骨髓内钉内固定术。这也避免了干扰骨折处血运造成骨折不愈合的风险。但患者后踝也有骨折，进行髓内钉固定时有骨折进一步移位的风险。所以，我们在透视引导下先进行了自前向后的螺钉固定，再进行髓内钉固定，避免了后踝骨折移位。术后为避免感染风险，也延长了抗生素的应用时间，监测体温及炎性指标变化，加强换药。经过上述处理，患者获得正常恢复，未出现感染等并发症。

张强教授病例点评

这是一例 HIV 感染合并极低 $CD4^+T$ 淋巴细胞计数病例。HIV 感染患者免疫力低下，容易出现感染等并发症。大多数学者认为，$CD4^+T$ 淋巴细胞计数小于或等于 2 级是手术安全的基本保障。当 HIV 感染者 $CD4^+T$ 淋巴细胞计数为 3 级即进入艾滋病发病期，免疫功能明显低下，容易合并多种机会性感染，感染性并发症也会明显增加，死亡率和发病率显著增加。所以，术前要对手术风险进行充分评估，以保证手术安全。风险评估包括：①患者基本情况；②手术复杂程度；③手术伤口种类；④患者免疫功能状况；⑤合并其他疾病；⑥营养状态。不能单独凭借 $CD4^+T$ 淋巴细胞计数来进行风险的评估。根据 $CD4^+T$ 淋巴细胞计数，本例患者进入艾滋病发病期。

笔记

但患者一般情况及营养状态好，无其他合并疾病，闭合骨折，当前手术治疗是解决左胫腓骨骨折唯一的方式，我们选择给予了手术治疗。手术应尽量采用微创的方式，解决关键问题，避免出现并发症。本例患者我们就选用了微创闭合复位髓内钉内固定的手术方式，这样减少了创伤及手术打击，可大大避免术后感染等并发症的发生。同时，规范的围手术期处理很关键，包括改善营养及免疫状态，根据病情输入白蛋白、血浆等治疗，高效抗逆转录病毒治疗，改善营养、应用抗生素积极地预防感染，严密观察炎性指标变化，很好地换药。本例患者经过准确的术前评估、恰当的手术方式及规范的围手术期处理，获得了良好的预后。

【参考文献】

1. CACCIARELLI A G，NADDAF S Y，EL-ZEFTAWY H A，et al. Acute cholecystitis in AIDS patients：correlation of Tc-99m hepatobiliary scintigraphy with histopathologic laboratory findings and CD4 counts. Clin Nucl Med，1998，23（4）：226-228.

2. 中国性病艾滋病防治协会学术委员会外科学组，中华医学会热带病与寄生虫学分会外科学组，国家传染病医学中心（北京）.中国人类免疫缺陷病毒感染者围手术期抗病毒治疗专家共识（第二版）.中华实验和临床感染病杂志（电子版），2021，15（5）：289-294.

（赵昌松　整理）

笔记

病例 18
乙型肝炎凝血功能异常
合并髌骨骨折

病历摘要

【基本信息】

患者，男性，59岁，主因"不慎摔伤致左膝疼痛、肿胀伴活动受限6天"于2016年12月28日门诊入院。

现病史：患者2016年12月22日不慎自行摔伤，左膝先着地，当即感左膝疼痛、肿胀、活动受限，不能站立行走，左下肢无麻木，无头痛、头晕，无恶心、呕吐，无心慌、胸痛等不适，就诊于外院，给予左膝行X线检查显示左侧髌骨骨折，分离移位明显，收入院给予左膝石膏外固定、消肿、止痛等处理，预行手术治疗。左膝疼痛逐渐减轻。患者既往乙肝肝硬化病史，考虑手术及麻醉风险，建议专科医院进一步诊治。2016年12月28日患者及家属为手术治疗来我院骨科门诊就诊，门诊以"左侧髌骨骨折"收入院。患者受伤以来，睡眠欠佳，精神、饮食可，大小便正常。

既往史：既往慢性乙型病毒性肝炎、乙肝肝硬化、凝血功能障碍、食管胃底静脉曲张胃镜下治疗术后病史。自诉青霉素、链霉素、破伤风过敏。曾检查骨密度存在骨质疏松。否认高血压、冠心病、糖尿病病史，否认其他传染病病史，否认食物过敏史。

个人史：出生、生长于原籍，无地方病疫区居住史，无传染病疫区生活史，否认冶游史，否认吸烟史，否认饮酒史，适龄结婚，爱人及 1 子体健。

【体格检查】

体温 36.9℃，脉搏 65 次 / 分，呼吸 19 次 / 分，血压 125/75 mmHg。轮椅推入病房。心、肺、腹无异常。

骨科专科情况：左膝关节明显肿胀，左下肢内侧、外侧、后方大片状淤青，无张力性水疱；右膝前方轻度肿胀、淤青。左髌骨压痛明显，左膝关节内外侧及髌骨周围压痛明显，皮温不高，可触及骨折端，腘窝区未触及包块。左膝关节主动活动受限，被动活动疼痛明显。右膝关节、双髋关节及踝关节活动可。左下肢无明显缩短，足背动脉搏动可，末梢血运可。左下肢较右下肢明显增粗，膝上 10 cm 周径：左侧 34 cm，右侧 30 cm；膝下 10 cm 周径：左侧 26 cm，右侧 24 cm。

【辅助检查】

实验室检查

外院（2016 年 12 月 23 日）：RBC 2.84×10^{12}/L，HGB 103.00 g/L，PLT 18.00×10^{9}/L，TP 49.7 g/L，ALB 32.2 g/L。

我院（2016 年 12 月 29 日）：全血细胞分析：WBC 1.36×10^{9}/L，

RBC 2.88×10^{12}/L，HGB 106.00 g/L，HCT 30.00%，PLT 17.40×10^9/L。肝功能：TBIL 55.1 μmol/L，DBIL 20.8 μmol/L，TP 52.8 g/L，ALB 31.2 g/L，CHE 1968 U/L。电解质＋肾功能＋血糖：K^+ 3.49 mmol/L。凝血组合：PT 19.50 s，PTA 49.00%，PT 比值 1.82，INR 1.81，TT 20.5 s，APTT 44.30 s，Fb 107.00 mg/dL。血气分析：PCO_2 4.52 kPa，PO_2 16.15 kPa，BE –3.40 mmol/L。

影像学检查

左膝关节正侧位（2016 年 12 月 22 日，外院）：左侧髌骨骨折，可见横形骨折线，骨折块分离、移位（图 18-1）。

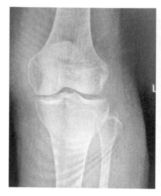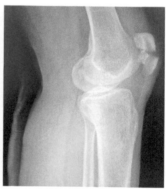

图 18-1　左膝关节正侧位 X 线片

腹部超声（2016 年 12 月 28 日，我院）：肝硬化、脾大、腹水，门静脉高压，胆囊壁厚、毛糙、双边，胆囊结石，左侧胸腔积液。下肢血管超声（2016 年 12 月 28 日，我院）：双下肢动脉粥样硬化斑块。超声心动图（2016 年 12 月 28 日，我院）：左心、右房增大，主动脉瓣（左冠瓣）钙化并反流（轻度），二尖瓣反流（轻度），三尖瓣反流（轻度），肺动脉高压（轻度）。

【诊断】

诊断：左侧髌骨骨折、慢性乙型病毒性肝炎、乙肝肝硬化失代偿期、胸腔积液、腹水、凝血功能障碍、低蛋白血症、轻度贫血、重度骨质疏松、食管胃底静脉曲张胃镜下治疗术后。

诊断依据：①主因"不慎摔伤致左膝疼痛、肿胀伴活动受限6天"入院。②查体示左膝关节明显肿胀，左下肢内侧、外侧、后方大片状淤青。左髌骨压痛明显，左膝关节内外侧及髌骨周围压痛明显，可触及骨折端。左膝关节主动活动受限，被动活动疼痛明显。③既往慢性乙型病毒性肝炎、乙肝肝硬化、凝血功能障碍及食管胃底静脉曲张胃镜下治疗术后病史。曾检查骨密度存在骨质疏松。④辅助检查：（我院）：全血细胞分析：WBC 1.36×10^9/L，RBC 2.88×10^{12}/L，HGB 106.00 g/L，HCT 30.00%，PLT 17.40×10^9/L。肝功能：TBIL 55.1 μmol/L，DBIL 20.8 μmol/L，TP 52.8 g/L，ALB 31.2 g/L，CHE 1968 U/L。左膝关节正侧位：左侧髌骨骨折，骨折块分离、移位。腹部超声：肝硬化、脾大、腹水，门静脉高压，胆囊壁厚、毛糙、双边，胆囊结石，左侧胸腔积液。

鉴别诊断：

（1）髌韧带的损伤：髌韧带以及股四头肌的远端与髌骨部位相接近，所以该类损伤要与髌骨的骨折进行鉴别。

（2）膝关节内部的软骨损伤：针对髌骨骨折需要与髌骨关节面的软骨损伤进行鉴别。

（3）膝关节周围的骨折：比如股骨髁上骨折、髁间骨折等。

（4）需要与膝关节内部的韧带损伤或者是半月板损伤进行鉴别。

（5）二分髌骨：大多位于髌骨外上级，副髌骨与主髌骨之间的间隙比较整齐，一般局部没有压痛感。但是如果有髌骨的应力骨折，那么与副髌骨或其损伤较难区别。

【治疗经过】

入院后请肝病科、心内科、麻醉科会诊，积极术前准备。会诊后建议：①补钾，纠正电解质紊乱；②补充血浆、血小板，纠正低蛋白血症，改善凝血功能障碍；③继续抗病毒治疗，呋塞米、螺内酯利尿；④向患者及家属交代麻醉风险，择日手术；⑤控制术中出血量。

经全科讨论，患者血钾、血红蛋白、白蛋白偏低，给予枸橼酸钾、血浆、白蛋白等处理，纠正凝血障碍，加强营养，提高免疫力。患者乙肝肝硬化失代偿期、胸腔积液、腹水，严重凝血功能障碍，手术风险高，可出现应激性溃疡、出血、下肢静脉血栓、肺炎、心功能障碍等情况，甚至危及生命，应积极做好围手术期处理，密切观察病情变化。术中准备血小板备用。

2017 年 1 月 5 日在椎管内麻醉下行切开复位克氏针张力带钢丝内固定术治疗。在术前于手术室给予输入血小板。术中透视见骨折复位满意，逐层关闭切口。术后当日复查：血小板计数 36.4×10^9/L，凝血酶原时间 20 s，凝血酶原活动度 48%，活化部分凝血活酶时间 42.8 s，纤维蛋白原定量测定 157 mg/dL，PT 比值 1.86，国际标准化比值 1.85，凝血酶时间测定 18.5 s。术后继续给予左下肢石膏外固定制动保护，嘱其左下肢垫高，足踝部适当活动，预防下肢静脉血栓，可拄拐适当下地活动，患肢禁止负重，注意观察下肢感觉、肌力变化及血运情况。定期复查红细胞沉降率及 C 反应蛋白，监测体温，定期换药，观察切口情况。患者合并乙型肝炎、肝硬化，凝血功能异常，营养状态差，给予补充营养、预防感染等处理。

患者术后恢复顺利。术后第 3 天复查左膝关节 X 线显示左髌骨骨折复位好，关节面平整，克氏针张力带钢丝位置好（图 18-

2）。术后 2 周切口拆线，愈合好，红细胞沉降率及 C 反应蛋白近于正常，血小板计数 $34.4 \times 10^9/L$，凝血酶原时间 18.4 s，凝血酶原活动度 53%，活化部分凝血活酶时间 51.2 s，纤维蛋白原定量测定 147 mg/dL，PT 比值 1.71，国际标准化比值 1.7，凝血酶时间测定 17.7 s。给予办理出院。

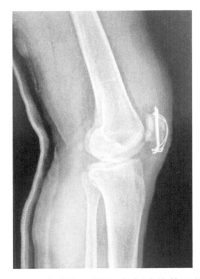

图 18-2　术后第 3 天复查左膝关节 X 线片

【随访】

患者术后石膏保护左膝关节固定 4 周，去石膏后逐渐加强康复锻炼，左膝关节功能恢复正常，恢复正常生活。术后 3 年发现左膝局部凸起，轻度压痛，膝关节活动轻度受限，复查 X 线显示左髌骨骨折愈合，两枚克氏针退针，外侧克氏针退出较多（图 18-3）。2020 年 2 月 18 日在局麻下给予外侧退针克氏针拔除术。恢复顺利，左膝功能恢复正常。

笔记

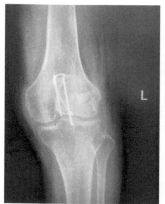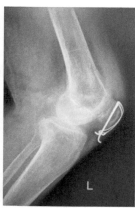

图 18-3 术后 3 年左膝关节正侧位 X 线片

2020 年 9 月复查左膝关节 X 线显示左髌骨骨折愈合好，剩余内侧克氏针略有退针，内固定无断裂（图 18-4）。患者左膝关节活动正常。2020 年 9 月 28 日在椎管内麻醉下给予左髌骨内固定全部取出。患者恢复顺利。

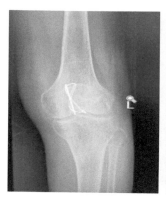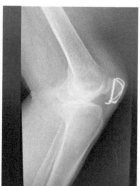

图 18-4 2020 年 9 月左膝关节 X 线

病例分析

该病例的特点是患者患有慢性乙型病毒性肝炎、乙肝肝硬化，以及凝血功能障碍。对于该患者一个挑战是目前身体情况能否允

笔记

许手术治疗；另外，凝血功能障碍，手术治疗容易出血，也是一个挑战。

　　根据患者外伤病情、临床表现及辅助检查，诊断左侧髌骨骨折是明确的。同时根据既往史及辅助检查，诊断慢性乙型病毒性肝炎、乙肝肝硬化失代偿期、胸腔积液、腹水、凝血功能障碍、低蛋白血症、轻度贫血、重度骨质疏松、食管胃底静脉曲张胃镜下治疗术后也是明确的。根据 X 线，患者左髌骨骨折移位明显，骨折涉及关节面，手术指征明确。但患者合并多种基础疾病，手术存在风险，术前请相关多科室会诊。根据会诊结果及患者病情，术前给予了枸橼酸钾、血浆、白蛋白等处理，加强营养，提高免疫力。患者血小板低，凝血功能差，在术前于手术室我们输入了血小板，改善凝血。髌骨骨折手术治疗的方法很多，包括部分切除、张力带固定、接骨板螺丝钉固定、环扎术、经皮复位内固定术、髌骨切除术、关节镜下骨折复位内固定术及外固定架固定术等。对于横行骨折，切开复位张力带固定是最受广大临床医生接受及应用最广泛的治疗方法，这项技术最初设计理念是将髌骨前方表面的张力转变为关节表面的压力，以促进骨折的愈合。我们正确选用了切开复位克氏针张力带钢丝内固定的手术方式，很好地给患者髌骨骨折进行了复位及固定。术后为避免患者过早过度活动而导致内固定失效及骨折再移位，我们给予石膏固定四周，加以保护。去石膏后很好地进行康复锻炼。最后患者功能获得很好的恢复。术后 3 年患者左髌骨外侧克氏针因退针导致左膝局部凸起，影响患者的活动。患者因其他疾病正在治疗，无法于骨科取出所有内固定物。因克氏针末端位于皮下，我们局麻下进行拔除，恢复患者左膝的活动。最后患者于骨科手术取出了所有内固定物。患者获得很好的恢复。

张强教授病例点评

乙型肝炎病毒感染是危害人类健康常见的传染病之一，亦是我国引起肝硬化最主要的病因。肝硬化是各种慢性肝病发展的晚期阶段，临床以肝功能减退和门静脉高压为主要临床表现。肝脏是合成凝血因子的重要场所，并且对凝血抗凝系统的平衡起到重要作用。血小板是从骨髓成熟的巨核细胞胞质裂解脱落下来的，能够维持血管内皮的完整性和稳定性，在伤口愈合、炎症反应、止血等生理和病理过程中有重要作用。当肝脏受损时，由于肝细胞广泛变性、坏死，合成凝血因子减少，同时生成纤维蛋白原减少，导致凝血功能异常，易引起出血倾向。此外，肝硬化常引起脾功能亢进，而脾功能亢进又引起血小板破坏增加。研究显示，随着乙型肝炎病情加重，血小板水平逐渐下降。

本病例的难点在于围手术期风险评估，选择合适的麻醉方式、手术方式对患者至关重要。肝炎患者肝细胞均存在不同程度损伤，体内血小板含量随之降低，并且血小板功能受到干扰。因此，密切监测肝炎患者血小板相关指标对于及时掌握机体的凝血状态及指导体外血制品的输注具有重要作用。肝炎患者凝血功能不同程度损害，手术风险相对较高，通过全面的术前评估、术后积极预防并发症，同样可获得满意的临床疗效。

【参考文献】

1. 陈翔，魏东，赵瑞鹏，等．富血小板血浆联合空心螺钉内固定治疗股骨颈骨折疗效的 Meta 分析．中国组织工程研究，2020，24（3）：469-476.

2. 邢飞，段鑫，陈家磊，等．术中局部应用富血小板血浆治疗成人股骨颈骨折有效性和安全性的 Meta 分析 . 中国循证医学杂志，2019，19（12）：1453-1459.

3.　吴礼文 . 急诊骨折患者血小板及凝血功能检测分析 . 泰山医学院学报，2018，39（8）：904-905.

4.　金鑫，关凯 . 股骨粗隆间粉碎性骨折患者围手术期凝血功能和氧化应激指标的变化 . 血栓与止血学，2018，24（2）：234-236.

5.　WARDAK M I，SIAWASH A R，HAYDA R. Fixation of patella fractures with a minimally invasive tensioned wire method：compressive external fixation. J Trauma Acute Care Surg，2012，72（5）：1393-1398.

6.　韩峰，黎缝峰，芮永军 . 髌骨骨折治疗进展 . 中华骨与关节外科杂志，2017，10（6）：525-529.

7.　RONG X，WANG H，MA J，et al. Chronic hepatitis B virus infection is associated with a poorer prognosis in diffuse large B-cell lymphoma：a meta-analysis and systemic review.J Cancer，2019，10（15）：3450-3458.

（张耀　赵昌松　整理）

病例 19
早期股骨头缺血性坏死合并 HIV 感染

【基本信息】

患者，男性，34 岁，主因"双髋关节疼痛 8 个月，加重伴活动受限、跛行 3 个月"于 2014 年 5 月 25 日门诊入院。

现病史：患者于入院 8 个月前无明显诱因出现双髋关节疼痛，行走时疼痛加重，右侧为重，未予就诊。入院 3 个月前患者双髋关节疼痛加重，并活动受限，无法下蹲，行走时出现跛行，右侧髋关节疼痛及活动受限影响生活，左侧尚可接受。在当地医院就诊，给予双髋关节 X 线及 MRI 检查显示双侧股骨头坏死。因患者患有 HIV 感染，为求进一步治疗来我院，门诊以"双侧股骨头坏死"收住院。患病以来患者无头晕、头疼，无恶心、呕吐，无胸腹部不适，精神

笔记

好，饮食可，大小便正常。

既往史：既往 HIV 感染行抗病毒治疗 3 年，病情控制可。否认高血压、冠心病、糖尿病病史，否认其他传染病病史，否认食物、药物过敏史。

个人史：生于外市，自由职业，无地方病疫区居住史，无传染病疫区生活史，无冶游史，偶吸烟，偶饮酒，无嗜酒，适龄结婚，爱人及 1 子健康。

【体格检查】

体温 36.5℃，脉搏 80 次 / 分，呼吸 18 次 / 分，血压 120/80 mmHg。跛行步入病房，心、肺、腹无异常。

骨科专科情况：腰椎生理弯曲减少，脊柱区无压痛，腰椎屈伸活动无受限，骨盆无畸形，无压痛，挤压及分离试验阴性。双下肢肌肉萎缩。双下肢肌张力正常，感觉、肌力、血运正常。双髋关节无肿胀，皮肤色泽不红，皮温正常。右髋外侧明显压痛，关节粗隆部及下肢轴向叩痛阳性。双髋关节活动度受限，右髋关节受限严重。双膝关节无压痛，活动度轻度受限，膝关节研磨试验阴性，浮髌试验阴性，侧方应力试验阴性，抽屉试验阴性。其余四肢各关节无红肿，活动正常。膝腱反射、跟腱反射存在，双侧霍夫曼征和巴宾斯基征阴性。

【辅助检查】

实验室检查

白细胞和中性粒细胞百分比正常，HIV 病毒载量未检测到，$CD4^+T$ 淋巴细胞 599 cells/μL，血红蛋白 154 g/L，白蛋白 42.9 g/L。

影像学检查

术前 X 线、CT 及 MRI 显示双侧股骨头坏死，无塌陷，有明显新月征及骨坏死腔（图 19-1）。

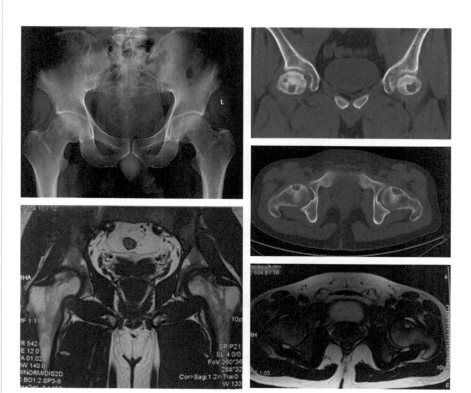

图 19-1 术前双髋关节 X 线、CT 及 MRI

【诊断】

诊断：双侧股骨头坏死、HIV 感染（无症状期）。

诊断依据：①中年男性，无明显外伤史，无饮酒史及使用激素类药物史。②既往 HIV 感染行抗病毒治疗 3 年，病情控制可。③主因"双髋关节疼痛 8 个月，加重伴活动受限、跛行 3 个月"入院，病情以右髋为重，并影响生活。④查体示双下肢肌肉萎缩。双髋关节无肿胀，皮肤色泽不红，皮温正常。右髋外侧明显压痛，关节粗隆部及下肢轴向叩痛阳性。双髋关节活动度受限，右髋关节受限严重。双膝关节无压痛，活动度轻度受限。⑤辅助检查：HIV 病毒载量未检测到，CD4+T 淋巴细胞 599 cells/μL。术前 X 线、CT 及 MRI 显示双侧股骨头坏死，无塌陷，有明显新月征及骨坏死腔。

笔记

鉴别诊断：股骨头坏死诊断明确。病因分析有外伤性、酒精性、激素性等。该患者无上述引起股骨头坏死的病因，考虑 HIV 病毒及 HARRT 药物引起可能性大。此外，应与肿瘤引起病理性的骨破坏相鉴别，影像学检查未见肿瘤所致骨破坏，可排除。

【治疗经过】

入院后完善检查，止痛、营养支持、改善免疫状态，请感染科会诊，继续给予 HARRT，积极术前准备。根据患者病情，先给予右侧股骨头坏死行经皮导板导航引导下钻孔减压植骨手术治疗。手术顺利，安返病房。术后给予预防感染，止痛对症，积极预防下肢深静脉血栓形成，继续 HARRT。髋关节注意保护制动，避免负重，观察末端血运、感觉、活动。定期换药观察切口情况，复查各项炎性指标变化。

术前进行钻孔经皮导板设计：患者 CT 扫描前在患髋皮肤上选取定位标记点，应在骨骼较表浅的位置选取，尤其是体表可扪及的骨骼解剖标记（如股骨大粗隆及股骨干近端），由于 3 点确定 1 个平面，所以至少选择不在同一平面的 4 个点才能确定一个空间维度，我们的经验以 6 ～ 8 个点为宜，每两个点不可太近。在皮肤上做好标记，标记物是直径 1 cm 的半球体，可贴于皮肤上并能在 CT 扫描中显影。患者采取平卧位进行髋关节 CT 断层扫描，层厚 1 mm，采集 CT 原始 DICOM 数据输入到计算机，用计算机辅助设计（CAD）软件 Mimics 10.01 进行数字化三维重建，并进行手术计划和模拟，寻找最佳穿刺位置，设定虚拟进针的方向、直径和深度，精准穿刺进入坏死硬化区域，然后设计出与皮肤紧密贴合、带有导向通道的导航模板，通道直径 4 mm，长度为 5 cm，将重建结果输入到 3D 打印机中，根据设计图制作出经皮导板真实模型（图 19-2）。

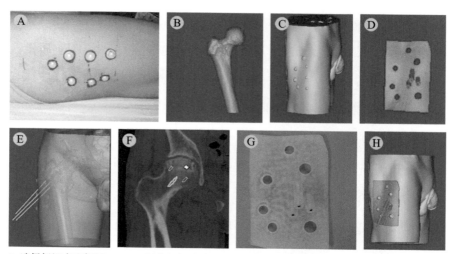

A. 选择标记点和标记；B、C. 制作目标髋关节的三维重建模型和带标记物的皮肤三维重建模型；D. 设计进针位置及进针的最佳轨迹；E、F. 设计出带有导向通道的导航模板；G. 根据设计图制作出经皮导板真实模型；H. 导航模板与皮肤表面完全吻合。

图 19-2 术前进行钻孔经皮导板设计

手术方法与临床观察：计算机辅助设计 3D 打印经皮导板及皮肤标记物进行低温等离子消毒，患者手术体位均与术前 CT 扫描时体位保持一致，手术在硬膜外麻醉下进行，将体表标记物贴于患者皮肤标记点上，根据皮肤定位点定位导板位置，使导航模板与皮肤紧密贴合，通过导板上的导向通道用电钻钻入直径 3.5 mm 导针，钻入导针长度 = 设计测量的导针顶点距皮肤的长度 + 通道长度 5 cm（由于软组织具有一定的压缩性，为避免穿透关节软骨，根据穿刺点的软组织厚度，可适当减少 2～5 mm）。术中透视验证导针位置，然后用空心钻进行钻孔减压，最后在坏死区及骨隧道内植入同种异体骨（图 19-3）。

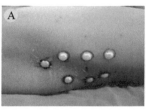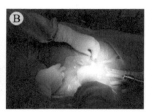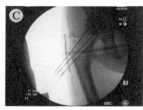

A. 保持术中体位与术前 CT 扫描时一致，进行标记；B. 导板与标记物完美贴合，并贴于皮肤，通过导板导向通道钻入克氏针；C. 术中透视显示克氏针位置与术前计划吻合。

图 19-3　术中经皮导板的应用

　　患者术后右髋疼痛明显缓解。术后 2 周按期拆线。术处切口愈合良好，体温正常，血常规白细胞、中性粒细胞百分比、红细胞沉降率及 C 反应蛋白正常，给予办理出院，返家后继续 HARRT。建议患者术后 3 ～ 6 个月拄双拐行走，定期复查。

【随访】

　　患者于右髋术后 5 个月时，由于左髋疼痛及活动受限加重，影响生活，同样行经皮导板导航引导下钻孔减压植骨手术治疗。术后患者左髋疼痛同样获得很好的缓解。右髋术后 1 年复查时双髋关节偶有疼痛，可忍受，活动受限较术前好转，双髋病情基本不影响日常生活。复查 X 线显示双侧股骨头无进一步塌陷（图 19-4）。

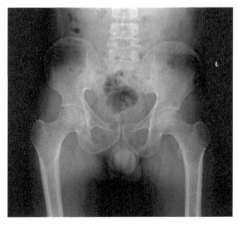

图 19-4　右髋术后 1 年复查双髋关节正位片

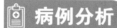

病例分析

　　该病例特点是 HIV 感染合并早期股骨头坏死。HIV 感染者免疫力低下，要做好围手术期处理，以避免术后感染及 HIV 感染相关并发症出现。再就是需选用合适的手术方式使早期股骨头坏死患者得到很好的治疗。

　　该患者入院后进行了规范化的针对 HIV 感染的处理，完善检查，排除机会性感染，并给予营养支持、改善免疫状态，请感染科会诊，继续给予高效抗逆转录病毒治疗。该患者为青壮年男性，股骨头坏死诊断明确，根据影像学表现为股骨头坏死 II 期。该患者的特点是年龄不大，股骨头坏死病变较轻，股骨头未塌陷，但还未达到行人工髋关节置换的手术指征。对于早期股骨头坏死，股骨头钻孔减压植骨术是较好的方案，可以在股骨头坏死早期予以积极干预，改善股骨头血运，促进股骨头的修复重建，可以预防股骨头塌陷变形，可延缓病情的进展。钻孔的精确性对钻孔减压手术效果具有重要意义。通过钻孔去除硬化骨，到达坏死区，清除坏死区组织，重建坏死区的血液循环。减压完成后在通道内植入自体骨和（或）同种异体骨，为股骨头提供一定的力学支持，加强股骨头软骨下骨的支撑，防止股骨头塌陷。因此，术前我们利用 3D 打印的经皮导板术中进行导航引导行股骨头坏死钻孔减压。通过在计算机上进行术前设计，使导针精准达到不同部位的坏死区，使传统 C 臂透视监视下的二维减压转变成仅需 C 臂验证的有计划的三维立体精准减压。术后患者取得很好的减压效果，原有的症状明显减轻。出院后为保持手术效果，建议患者出院后继续拄拐，促进股骨头恢复。患者复查时仍有很好的治疗效果，股骨头未见进一步塌陷。

赵昌松教授病例点评

股骨头坏死是由于各种原因破坏了股骨头血液供应造成的，是骨科的常见病之一。分为创伤性和非创伤性两类，前者多是由于髋部外伤所致，后者多由长期酗酒和大剂量使用皮质类固醇造成，还与一些特殊疾病相关，如 HIV 感染。有研究报道 HIV 感染者股骨头坏死发生率较正常人群明显升高，这与 HIV 感染和服用抗病毒药物有关。在股骨头坏死早期予以积极干预，可以改善股骨头血运，促进坏死骨的修复重建，能够预防股骨头变形塌陷，延缓病情的进展。Fiat 和 Arlet 基于股骨头髓内压增高的病因最早提出髓芯减压用于治疗股骨头坏死。钻孔减压可以降低股骨头内压力，促进血管组织生长，改善股骨头血运，减轻髋部疼痛，阻止坏死进一步加重。钻孔减压的精准度对手术效果是至关重要的。一方面，病灶必须被有效减压；另一方面，术中应当避免股骨头软骨损伤。3D 打印技术可以熟练地运用手术规划软件，建立目标部位的三维解剖模型，在计算机上模拟手术，反复修正，做出最佳手术设计。特别是面对 HIV 感染患者，降低医护人员职业暴露尤为迫切，需要操作简单安全有效的手术方式。术前设计使手术操作变得既简单又精确，大大提高了手术安全性，降低了医护人员的职业暴露风险，同时缩短了手术时间，减少了术中出血及术中透视。同时通过术前设计，导针可穿刺到硬化坏死区域，实现有目的的减压。

【参考文献】

1. CUMMINS F, RAMASUBBU B, MCCARTHY T, et al. Surgery of the femur in HIV positive patients：a retrospective review from 2005 to 2011. Ir J

Med Sci，2015，184（2）：505-510.

2. AIGNER N，SCHNEIDER W，EBERL V，et al. Core decompression in early stages of femoral head osteonecrosis：an MRI-controlled study. Int Orthop，2002，26（1）：31-35.

3. BECKMANN J，GOETZ J，BAETHIS H，et al. Precision of computer-assisted core decompression drilling of the femoral head. Arch Orthop Trauma Surg，2006，126（6）：374-379.

4. 张强，赵昌松，袁征，等 . 导板导航在复杂腰椎椎弓根螺钉置入手术中的初步应用 . 中华临床医师杂志（电子版），2013，24：11574-11577.

5. MERC M，DRSTVENSEK I，VOGRIN M，et a1. A multi-level rapid prototyping drill guide template reduces the perforation risk of pedicle screw placement in the lumbar and sacral spine. Arch Orthop Trauma Surg，2013，133（7）：893-899.

（权学民　整理）

病历摘要

【基本信息】

患者，男性，34 岁，主因"强直性脊柱炎 4 年，双髋部疼痛 2 年，加重伴行走困难 3 个月"于 2018 年 4 月 26 日门诊入院。

现病史：患者入院 4 年前无明显诱因出现腰背部疼痛，骶髂关节酸痛，夜间、晨起或久坐后起立时明显，但活动后减轻，同时伴有腰部晨僵。于当地医院就诊，被诊断为强直性脊柱炎，给予口服止痛药物，并曾使用依那西普治疗。随着时间推移腰背部疼痛逐渐加重，腰部活动僵硬，弯腰困难。入院 2 年前无明显诱因出现双髋部疼痛，左侧为著，行走后加重，髋关节活动及行走轻度受限，于当地医院就诊，给予 X 线及 MRI 检查，告知强直性脊柱炎髋关节受累，给予止痛对症治疗。入院前近 2 年来患者双髋关节疼痛及活动受限逐渐加重，髋关节僵硬，无法下蹲，左髋病情严重。入院前近 3 个月病情加重明显，严重影响生活，为求进一步治疗，来我院骨科门诊，以"强直性脊柱炎、髋关节强直"收住院。患者患病以来，精神、饮食、睡眠可，大小便正常，体重未见明显减轻。

流行病学史：否认经常外出就餐，否认输血及血制品应用史，否认传染病患者密切接触史，预防接种史不详。

既往史：既往银屑病病史 9 年，外院风湿免疫科曾药物治疗（药名忘记）。HIV 感染 2 年，口服多替阿巴拉米治疗 2 周。否认高血压、冠心病、糖尿病病史，否认其他传染病病史，否认食物、药物过敏史。

个人史：无地方病疫区居住史，无传染病疫区生活史，无冶游史，否认吸烟、饮酒史，已婚，无子女。

【体格检查】

体温 36.5℃，脉搏 78 次 / 分，呼吸 18 次 / 分，血压 126/80 mmHg。卧床，平车推入病房。心、肺、腹无异常。

骨科专科情况：患者需拄双拐行走。全身可见散在多发鳞屑性红斑、斑块，双足及骶尾部为著，双肩等高。脊柱无明显侧弯，颈腰椎僵硬状态，活动明显受限，弯腰困难。脊柱区无压痛。骨盆无畸形，无压痛，挤压及分离试验阴性。卧床时双髋关节僵直状态，呈强迫半屈曲位。双髋皮肤正常，无红肿，双下肢等长，无静脉曲张、水肿，双下肢肌肉萎缩，双侧股三角区压痛，叩击痛阳性。双髋活动明显受限，左髋为著，左侧屈伸 40° –0° –0° ，内外旋 0° –0° –0° ，外展内收 10° –0° –0° ；右髋屈伸 60° –0° –10° ，内外旋 20° –0° –20° ，外展内收 10° –0° –0° 。双膝关节轻压痛，关节活动略受限。双下肢肌力 4 级，皮肤感觉正常。双下肢末端血运正常。双膝腱反射、跟腱反射正常，双侧髌、踝阵挛阴性，双侧巴宾斯基征阴性。

【辅助检查】

实验室检查

HIV 病毒载量 75 copies/mL，$CD4^+T$ 淋巴细胞 408 cells/μL，红细胞 4.6×10^{12}/L，白蛋白 37.1 g/L，C 反应蛋白 44.8 mg/L。

影像学检查

双髋 X 线、CT 和 MRI：双侧股骨头形态正常，髋臼及股骨头关节软骨变薄、缺损，边缘骨质增生，双侧髋关节间隙明显狭窄，双侧骶髂关节面可见明显硬化缘，双侧髋关节腔内未见明显积液，周围软组织内未见明显异常密度影（图 20-1）。

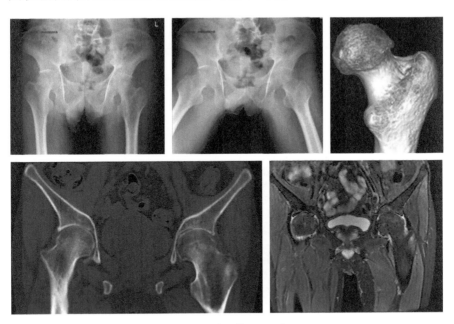

图 20-1　双髋 X 线、CT 和 MRI

【诊断】

诊断：双侧髋关节强直、强直性脊柱炎、银屑病、HIV 感染（无症状期）。

诊断依据：

（1）强直性脊柱炎、双侧髋关节强直：①强直性脊柱炎病史，出现双髋疼痛，活动受限；②影像学检查显示双髋关节间隙明显狭窄，未见股骨头坏死；③查体见双髋关节活动严重受限，呈强直状态。

（2）银屑病、HIV 感染：根据既往病史可明确诊断。

鉴别诊断：

（1）髋关节结核：多见于儿童和青少年，患者一般有消瘦和食欲减退、盗汗、发热、红细胞沉降率快等情况，起初症状为髋部疼痛，休息后减轻，成人髋关节结核疼痛常较剧烈，Thomas 征阳性，X 线常表现为患侧髋臼与股骨头骨质疏松，骨小梁变细，骨皮质变薄，滑膜与关节囊肿胀。

（2）银屑病性关节炎：累及远端指间关节，关节受累呈非对称性和毁坏性，骨质疏松不明显，类风湿因子阴性，常伴有指甲和皮肤损害。

【治疗经过】

入院后完善检查，高效抗逆转录病毒治疗（highly active antiretroviral therapy，HAART），营养支持，改善营养状态，增加免疫力，止痛对症治疗。请皮肤科会诊，银屑病诊断明确，给予卡泊三醇软膏对症治疗（图 20-2）。积极术前准备。患者左侧髋关节疼痛及活动受限更严重，影响生活，于 2018 年 5 月 2 日在全身麻醉下行左侧全髋关节置换术（图 20-3）。手术顺利，术后安返病房。术中出血 300 mL，考虑术后仍有隐性失血，术后给予输入红细胞悬液 2 U、血浆 400 mL，过程顺利，无不良反应，化验血红蛋白为 122 g/L。术后给予预防感染、预防应激性溃疡、止痛对症治疗，麻醉恢复后开始踝泵锻炼，给予利伐沙班口服，积极预防下肢深静脉血栓形成，术后继续 HARRT。左下

笔记

肢外展中立位，观察末端血运、感觉、活动。避免髋关节脱位。定期换药观察切口情况，监测体温，复查各项炎性指标。

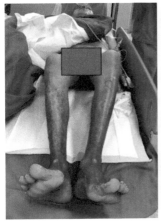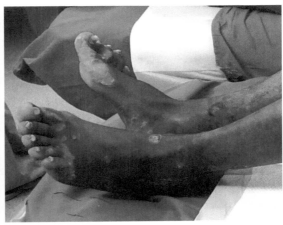

图 20-2　患者术前双下肢皮肤状况

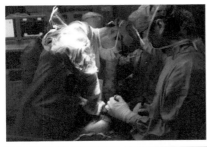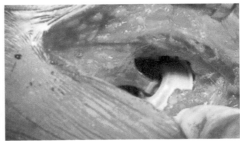

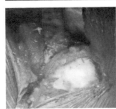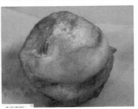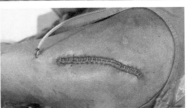

图 20-3　术中显露股骨头和髋臼，植入假体，术后切口

　　患者术后恢复顺利，术后 48 小时拔除引流管。术后 1 周助行器辅助下地开始行走锻炼。术后复查左髋关节 X 线显示左全髋置换术后改变，假体位置及大小合适（图 20-4）。术后 2 周给予拆线，术处切口愈合良好。患者体温正常，红细胞沉降率及 C 反应蛋白逐渐降

低，略高于正常，给予办理出院。返家后继续 HARRT，预防下肢深静脉血栓形成及髋关节脱位。

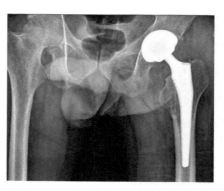

图 20-4　术后复查左髋关节 X 线片

【随访】

出院后继续下地行走康复锻炼，左髋无疼痛，活动可，右髋疼痛及功能较术前也逐渐有所恢复，恢复正常生活。术后 1 年复查病情稳定，恢复良好，切口无感染，无 HIV 感染相关并发症出现，人工髋关节假体位置无改变，术处无疼痛，左髋关节功能正常，右髋病情不影响生活（图 20-5）。

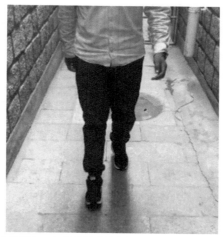

患者正常行走，左髋关节功能良好，右髋功能不影响生活。

图 20-5　术后 1 年随访

病例分析

　　该病例特点是 HIV 感染，术前需要评估患者手术风险，另外诊断上需要排除银屑病性关节炎。该患者本次因髋关节疼痛、活动受限入院，既往有强直性脊柱炎和银屑病病史，根据患者病情，可排除银屑病性关节炎，诊断强直性脊柱炎、髋关节强直明确。患者髋关节疼痛明显，活动严重受限，影响生活，影像学检查见髋臼及股骨头关节软骨变薄、缺损，边缘骨质增生，双侧髋关节间隙明显狭窄，具有手术指征。术前化验显示 HIV 病毒载量 75 copies/mL，CD4$^+$T 淋巴细胞 408 cells/μL，并且患者一般情况好，未合并机会性感染及高血压、糖尿病等基础疾病，患者虽然有 HIV 感染，但可以耐受手术，完善术前准备后安排手术治疗。患者双侧髋关节均有症状，但左侧症状更严重，手术会使患者免疫状态进一步受到打击，故考虑先行左侧全髋关节置换术，术后根据患者病情进展再决定右侧是否进行手术，两侧手术间隔至少 3 个月。患者患有银屑病，左髋术区皮肤状况较好，但仍会增加感染概率，已于入院后当即请皮肤科会诊并给予对症处理。同时患者 HIV 感染，免疫力低下，术后容易出现感染并发症，根据体温、血常规、红细胞沉降率及 C 反应蛋白变化，延长抗生素预防感染的应用时间，术后定期换药观察伤口愈合情况。对于髋关节置换患者术后需要积极预防下肢深静脉血栓形成及髋关节脱位。最终该患者顺利康复，未出现感染、髋关节脱位等并发症。

张强教授病例点评

　　这是一例 HIV 感染合并强直性脊柱炎、髋关节强直的病例，患者同时合并银屑病。强直性脊柱炎髋关节受累后强直或融合的治疗，主要选择全髋关节置换术。手术指征包括：不可逆性髋关节疼痛，活动受限，姿势和功能障碍，或因髋关节僵硬引起的邻近关节疼痛。

HIV感染的患者会出现中低骨密度和骨量减少，同时，强直性脊柱炎患者也会出现骨质疏松。对于患者长期软组织挛缩导致的髋关节屈曲畸形，髋关节周围顺应性下降，易引起髋关节术后畸形复发，手术时注意对软组织结构进行细致松解，以期术后良好的关节活动度。术中应特别注意假体周围骨折的发生风险，必要时可扩大显露，降低软组织张力，以降低在髋关节脱位、复位及旋转下肢时应力集中导致的骨折风险。磨锉髋臼、股骨侧开髓及扩髓时的力度和深度也应合理控制。术中注意肌肉保护和术后外展肌肌力的锻炼，避免术后出现肌力不足和肌纤维脂肪化进而引起脱位。

关于假体选择，其远期假体生存率和术后功能尤为重要，应考虑耐磨损、骨量保存多且易翻修的假体；考虑到关节负重问题，应用陶瓷对陶瓷关节面，其在远期效果上更具优势。考虑到假体生物生长潜力可延长植入物的使用寿命，降低失败率，并降低将来翻修难度，我们术中选择生物型假体。HIV感染患者接受髋关节假体置换手术后的感染风险约是正常人的2倍。同样，强直性脊柱炎患者术后如假体周围骨折、假体周围感染、翻修、切口不愈合、假体脱位、骨溶解或聚乙烯磨损等并发症明显增多。

所以，对于HIV感染患者全髋关节置换术，术中应严格无菌操作，围手术期应用抗生素加强预防感染治疗。康复是强直性脊柱炎治疗的重要组成部分，术后康复治疗包括理疗及术后关节活动度、肌力、步态等训练，还包括脊柱的牵拉按摩、体操、背肌和深层稳定肌训练、平衡控制性训练、呼吸训练等一系列针对强直性脊柱炎

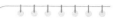

的运动治疗。

此外，加强对患者强直性脊柱炎的疾病知识宣教，告知患者要保持正确的体位和姿势、戒烟、控制体重、合理使用辅助器具等。本例患者经过细致的围手术期处理及手术治疗，最后获得了良好的恢复。

【参考文献】

1. BAHEBECK J，EONE D H，NONGA B N，et al. Implant orthopaedic surgery in HIV asymptomatic carriers：management and early outcome. Injury，2009，40（11）：1147-1150.

2. ZOICO E，CORZATO F，BAMBACE C，et al. Myosteatosis and myofibrosis：relationship with aging，inflammation and insulin resistance. Arch Gerontol Geriatr，2013，57（3）：411-416.

3. KIGERA J W，STRAETEMANS M，VUHAKA S K，et al. Is there an increased risk of post-operative surgical site infection after orthopaedic surgery in HIV patients? A systematic review and meta-analysis. PLoS One，2012，7（8）：e42254.

4. YIM S J，PARK Y B，KIM J，et al. Long-term outcomes of cemented total hip arthroplasty in patients with ankylosing spondylitis at a minimum follow-up of 10 years. Hip Pelvis，2018，30（3）：175-181.

5. MAN S，JI X，ZHANG L，et al. Effects of types and degrees of ankylosing spondylitis hip structural damages on post-total hip arthroplasty outcome measurements. Medicine（Baltimore），2020，99（46）：e23174.

（袁征　整理）

病例 21
胫骨远端骨巨细胞瘤病理性骨折合并 HIV 感染

病历摘要

【基本信息】

患者，男性，28岁，主因"外伤致右踝部疼痛肿胀、伴活动受限2月余"于2017年10月20日门诊入院。

现病史：患者入院前2月余下楼梯时不慎扭伤右足踝部，当时感足踝部剧烈疼痛，踝关节活动受限，不能站立负重行走，局部淤青肿胀。立即前往当地县医院急诊，给予右踝关节正侧位X线片检查，告知怀疑为右胫骨远端骨巨细胞瘤病理性骨折，建议患者前往当地大医院就诊。患者于当地大医院就诊，给予右踝CT及MRI检查，诊断仍考虑右胫骨远端骨巨细胞瘤病理性骨折，建议手术治疗，遂收入院，完善检查，预行手术治疗。化验显示HIV抗体阳性，建议专科医院进一步诊治。患者出院后曾先后多家医院就诊，均建议专科医院诊治。右踝疼痛及肿胀逐渐减轻，但伤处负重状态仍疼痛明显，无法负重行走，踝关节功能仍明显受限。患者为进一步治疗来我院门诊，住院进一步治疗。患病以来患者精神、饮食、睡眠可，大小便正常，近期体重无增减。

流行病学史：否认经常外出就餐，否认输血及血制品应用史，否认传染病患者密切接触史，预防接种史不详。

既往史：既往 HIV 感染病史 3 年，长期口服 HAART 药物，病情控制可。否认高血压、冠心病、糖尿病病史，否认其他传染病病史，否认食物、药物过敏史。

个人史：出生、生长于原籍，大专学历，无外地长期居住史，无疫区、疫水接触史，无工业粉尘、毒物、放射性物质接触史，无牧区、矿山、高氟区、低碘区居住史，平日生活规律，否认吸毒史，否认吸烟史，偶饮酒，无嗜酒，否认冶游史。

【体格检查】

体温 36.3℃，脉搏 79 次 / 分，呼吸 20 次 / 分，血压 125/80 mmHg。轮椅推入病房。心、肺、腹无异常。

骨科专科情况：脊柱无后凸畸形，无压叩痛，颈椎及腰椎活动正常。骨盆无畸形，无压痛，挤压及分离试验阴性。右小腿远端胫前皮肤颜色正常（右踝部大体外观见图 21-1A），无静脉怒张，无破溃，皮温略高，局部压痛明显，右胫骨远端轴向叩击痛阳性。右踝关节活动明显受限。右足背动脉搏动良好，足趾感觉、血运及活动正常。

【辅助检查】

实验室检查

HIV 病毒载量未检测到，CD4$^+$T 淋巴细胞计数 375 cells/μL，血红蛋白 135 g/L，白蛋白 40.7 g/L，C 反应蛋白 15.9 mg/L，红细胞沉降率 12 mm/h。

影像学检查

右踝关节正侧位 X 线片：右胫骨远端内踝附近见囊状骨质破坏，呈膨胀性，骨皮质变薄，胫骨远端正位片可见低密度线影像（图 21-1B、图 21-1C）。

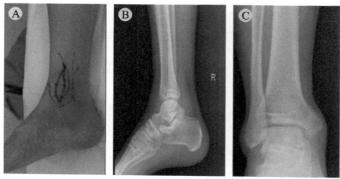

A. 右踝部大体外观；B、C. 右踝关节正侧位 X 线片。

图 21-1　右踝外观及 X 线片

右踝关节 CT+ 三维重建 +VR：右胫骨远端内踝附近见囊状骨质破坏，呈膨胀性，内见骨小梁中断，骨皮质破坏周围软组织肿胀（图 21-2A ～图 21-2D），内踝可见骨折，累及关节面（图 21-2E 蓝色箭头所指）。

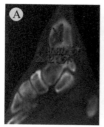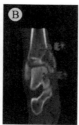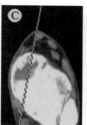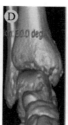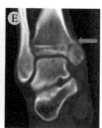

图 21-2　右踝关节 CT+ 三维重建 +VR

右踝关节 MRI 平扫（图 21-3）：右胫骨远端内踝附近肿物，见约

23.15 mm×16.08 mm×24.13 mm 的异常信号，T$_1$WI 呈等信号，边缘清楚，可见骨质破坏，考虑为骨巨细胞瘤。右侧腓骨下段骨髓水肿。

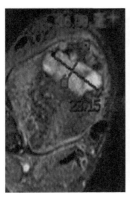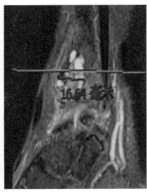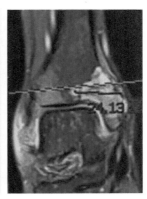

图 21-3　右踝关节 MRI 平扫

【诊断】

诊断：右胫骨远端骨巨细胞瘤病理性骨折、HIV 感染（无症状期）。

诊断依据：①患者有明确外伤史。②既往 HIV 感染病史。③主因"外伤致右踝部疼痛肿胀、伴活动受限 2 月余"入院。④查体：右小腿远端胫前皮肤无静脉怒张，无破溃，皮温略高，局部压痛明显，右胫骨远端轴向叩击痛阳性。右踝关节活动明显受限。⑤辅助检查：右踝关节 X 线、CT、MRI 均提示右胫骨远端骨巨细胞瘤合并病理性骨折。HIV 病毒载量未检测到，CD4$^+$T 淋巴细胞计数 375 cells/μL。

鉴别诊断：

（1）成软骨细胞瘤（chondroblastoma）又称软骨母细胞瘤，起源于成软骨细胞，是以排列紧密的多角形成软骨细胞为主的良性骨肿瘤，临床较少见。好发于长骨骨骺端，常合并关节反应症状。临床症状有局部肿痛、关节积液和活动障碍等，需与骨巨细胞瘤进行鉴别，术后病理可进一步鉴别。

（2）单发性骨囊肿是中心性膨胀，瘤性骨囊肿系偏心性扩张。

笔记

骨囊肿发生骨折后，囊内含血性液体或血凝块，二者的肉眼病理易混淆。甲状旁腺功能亢进多在成年发病，血钙增高可资鉴别。

（3）骨肉瘤是恶性骨肿瘤中最多见的一种，是从间质细胞系发展而来。骨肉瘤的突出症状是肿瘤部位的疼痛和局部的软组织肿块，常常没有全身性的症状。肿瘤部位的疼痛，由肿瘤组织侵蚀和溶解骨皮质所致。成骨性骨肉瘤的病例，可以在早期发现血液中骨源性碱性磷酸酶增高，这与该肿瘤的成骨作用有关，病理诊断是金标准也是治疗的依据。

【治疗经过】

入院后完善检查，继续 HARRT，止痛对症，营养支持，改善免疫状态，积极术前准备。于 2017 年 10 月 24 日在腰硬联合麻醉下行超声骨刀右胫骨远端肿瘤病灶刮除＋自体骨人工骨混合植骨＋微型锁定钢板螺钉内固定术。以右胫骨远端骨肿瘤区为中心做长 6 ～ 8 cm 纵行切口，充分显露骨肿瘤区骨质（图 21-4A）。右胫骨远端骨质破坏，见一约 23.15 mm×16.08 mm×24.13 mm 骨性空腔，腔壁变硬，腔内充满灰红色胶冻样组织，无完整的包膜，局部有淤血块（图 21-4B）。刮除肿物并将腔壁硬化物清除一起送病理检查。用 5% 氯化锌腔壁灭活。应用超声骨刀动力系统（图 21-5）彻底清除右胫骨远端残留肿瘤组织并新鲜化处理。生理盐水冲洗，自体髂骨骨条和人工骨混合植骨（图 21-4D、图 21-4E）。运用微型锁定钢板螺钉内固定技术固定右胫骨远端骨缺损和骨折断端（图 21-4F）。术后给予右踝关节石膏托外固定保护。手术顺利，安返病房。术后给予抗生素预防感染，消肿止痛，积极预防下肢深静脉血栓形成，继续 HARRT。右下肢抬高，观察末端血运、感觉、活动。定期换药观察切口情况，监测体温，定期复查各项炎性指标。

笔记

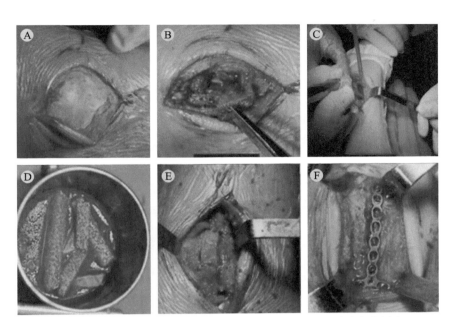

A. 术处的显露；B. 病灶的显露；C. 病灶刮除；D、E. 植骨；F. 钢板螺钉固定。

图 21-4　手术步骤

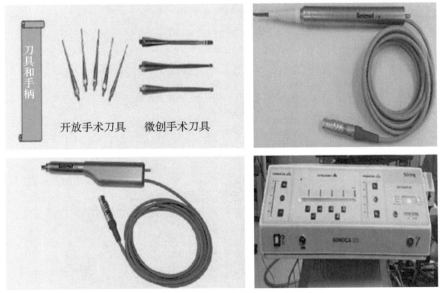

由主机、手柄及刀具、冷却系统 3 个部分组成。

图 21-5　超声骨刀动力系统

术后恢复顺利。术后右踝关节正侧位 X 线显示右胫骨远端病灶骨折处植骨充分，钢板螺钉内固定良好，踝穴平整，骨折位置好（图 21-6）。术后病理报告：右胫骨远端骨巨细胞瘤（图 21-7）。患者术后 2 周按期拆线。术处切口愈合良好，体温正常，血常规白细胞及中性粒细胞百分比正常，红细胞沉降率 36 mm/h，C 反应蛋白 17.5 mg/L，给予办理出院，返家后继续 HARRT。建议患者进一步进行肿瘤的后续药物治疗。

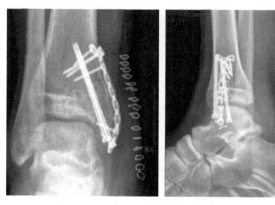

图 21-6 术后右踝关节正侧位 X 线片

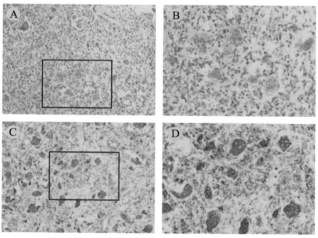

A、B. HE 染色（×20、×40）：观察到圆形、卵圆形或者是大小不一伸长的单核细胞伴有大量的巨细胞样的破骨细胞和基质细胞，伴有少量局灶性出血和纤维性组织增生；C、D. 免疫组化染色（×20、×40）：CD68 抗原阳性。

图 21-7 术后病理报告

【随访】

右踝石膏固定保护 1 个月，去石膏后逐渐开始右踝不负重活动锻炼。术后 3 个月后开始逐渐右下肢负重。术后半年复查右踝功能正常，无疼痛。术后 1 年复查右踝关节正侧位 X 线片（图 21-8C、图 21-8D）右胫骨远端植骨区骨愈合良好，骨折线消失，内固定无失效。患者能负重活动，踝关节活动良好，无疼痛。术后 1 年复查右踝关节 CT（图 21-9）：右胫骨远端植骨区骨愈合良好，可见骨小梁生长，骨折愈合良好，钢板及螺钉无失效。

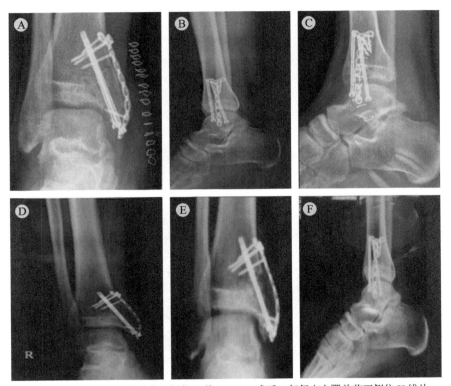

A、B. 术后 1 周复查右踝关节正侧位 X 线；C、D. 术后 1 年复查右踝关节正侧位 X 线片；
E、F. 术后 2 年取内固定前复查右踝关节正侧位 X 线片。

图 21-8　术后复查 X 线片

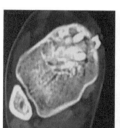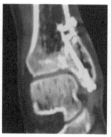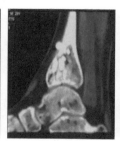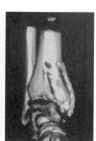

图 21-9　术后 1 年复查右踝关节 CT

　　术后 2 年复查病灶无复发，患者右踝关节活动功能好，行走正常，给予手术取出内固定物（图 21-10）。术后复查右踝关节正侧位 X 线片：右内踝处内固定全部取出（图 21-11）。

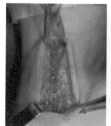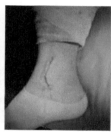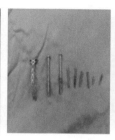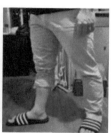

图 21-10　手术取出内固定物

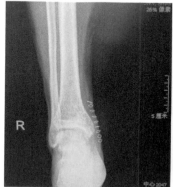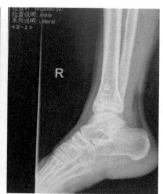

图 21-11　取出内固定后复查右踝关节正侧位 X 线片

笔记

📋 病例分析

　　该患者既往 HIV 感染病史，长期口服抗病毒药物 HAART。本次入院是因为足踝部扭伤拍片发现右胫骨远端骨巨细胞瘤（giant cell tumor of bone，GCT）合并病理性骨折，这给下一步临床治疗提出了巨大挑战：一方面需要治疗肿瘤；另一方面需要做好围手术期处理，提高患者免疫力，术中需要预防职业暴露；再就是如何选择适合病理性骨折患者的内固定术及术后个体化治疗方案。

　　根据患者外伤病史、临床表现及辅助检查，诊断右胫骨远端病理性骨折是明确的，根据影像学检查初步诊断是骨巨细胞瘤病理性骨折。患者右胫骨远端肿瘤所致骨破坏病理性骨折，具有手术指征。最后的诊断经病理确认为右胫骨远端骨巨细胞瘤。患者一般情况良好，各项化验指标可，能耐受手术。我们给安排了手术治疗。

　　GCT 临床治疗主要根据患者的病变部位而采用不同方案的手术治疗措施，其重建治疗方式主要包括大块瘤段切除重建与囊内刮除灭活植骨等。HIV 感染合并 GCT 提示更具侵袭性，也就意味着复发率较高，HIV 阴性的普通 GCT 患者常规刮除复发率 12% ～ 34%，瘤段切除复发率 0 ～ 12%，因此瘤段切除为首选治疗方案，缺点是假体重建和翻修，为了解决肿瘤复发率和保肢问题，我们创新性的应用超声骨刀和微型钢板进行保肢重建。

　　为什么选择超声骨刀动力系统？一方面超声骨刀具备精细切割的作用，不同于传统骨科器械，超声骨刀接触骨组织时，其刀头产生的几十万重力加速度能够瞬间将骨组织粉碎，其作用范围仅有几百微米，不会对临近组织造成碎裂及损伤，从而实现精细切割；另一方面是其软组织识别的作用，由于超声骨刀特殊的工作方式，刀

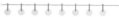

头及其接触的组织需要达到共振和阻抗匹配才能实现最大能量传递，而骨组织和软组织的阻抗差异非常大，导致骨刀短时间触碰软组织不会造成明显伤害，这就给了术者一定的延时来避免严重损伤；再就是超声骨刀与传统骨刀器械（磨钻、咬骨钳、摆锯等）对比，其在切骨速度、附加空化效应、旁振现象、切缘平整、切缘温度、切缘出血量、安全性等方面具有显著优势。通过我科的临床实践应用我们的体会：①超声刀可减少手术难度，缩短手术时间，对肿瘤组织的切割和毁损效果更为理想，使手术更加安全，切割温度低，为70～80℃，有利于破坏肿瘤细胞；②另外创面植骨愈合快，超声刀切割时产生合适温度可促进血红蛋白凝固，边切割边止血，与电凝相比，烟雾少无焦痂，手术视野清楚；③超声刀不仅集组织分离、止血和切割3种功能于一体，而且它所具备的独特性能对肿瘤组织破坏和清除更彻底，不损伤周围正常组织，既安全又易控制，可缩短手术用时，减少术中失血，简化复杂解剖部位的手术操作过程，在骨肿瘤方面有很好的应用前景。

本病例我们选择型号2.0 mm（钢板厚度）微型解剖锁定钢板螺钉系统的理由：①微型锁定骨板最初设计是根据指、掌骨骨折部位不同采用不同类型锁定钢板，可以使小的骨折解剖复位，特别是小关节面复位良好，邻近关节可早期功能锻炼。②骨板的内螺纹与骨钉头部的外螺纹相互锁定，避免了传统微型骨板术后骨折端分离和移位的风险。且采用太空等级钛合金高规骨材，质轻且抗疲劳强度强。最薄的微型锁定骨板设计同时表面高度抛光和圆角设计，让拇指的肌腱穿过板滑行无刺激性或粘连的发生（图21-12）。③再就是钢板螺钉设计（图21-13）为低切迹和术前解剖设计减少潜在软组织刺激，钝头钉设计减少软组织刺激、沉头螺钉钉头设计与骨板表面齐平、薄板轮廓符合人体解剖，边缘平滑。锁定钢板强度和稳定性高，允许医生术中离轴 15 度范围内任意方向锁定螺钉，四柱螺纹加压孔可用于对骨折部位进行加压或撑开。

一般来说微型解剖锁定钢板螺钉系统适用于成人及青少年（12 ～ 21 岁）的指掌及其他微型骨块骨折内固定（尤其是骨密度较低的骨骼），如良性骨肿瘤切除、骨再植与骨重建、微型骨关节固定术、病理性骨折（包括即将发生的病理性骨折）、切开复位术和骨折内固定术、骨连接不正和骨不连、截骨术（包括畸形矫正如旋转移位、成角移位、短缩移位）等。

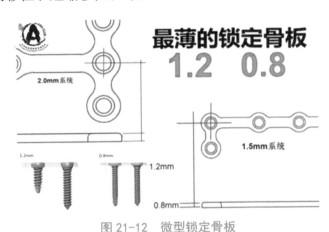

图 21-12　微型锁定骨板

图 21-13　钢板螺钉

本例患者我们采用微型解剖锁定钢板螺钉系统基于以下考虑：①对右胫骨远端行肿瘤病灶清除后局部造成胫骨远端骨缺损（也就是说踝关节稳定性破坏），肿瘤侵蚀后骨质量差，即使单纯植骨填充无法达到相应的骨强度和稳定性，应用微型锁定解剖钢板＋螺钉固定可以提供足够固定强度，有效稳定骨折端和植入的自体骨及异体骨，促进骨折愈合。②微型锁定解剖钢板解剖塑形好，更贴服解剖结构，有利于肢体功能重建，其体积小巧不占用更多的软组织空间，减轻相应的软组织刺激，有利于软组织愈合恢复。③锁定接骨板通过螺钉与钢板间角度稳定使固定体系更加完美，骨把持力更强，固定强度更可靠，能满足多种固定的要求。本例患者没有出现内固定物松动及移位现象，并且在病灶清除植骨后的骨折断端两侧桥接锁定钢板技术操作相对容易也进一步验证了我们临床方案选择的正确性。

患者 HIV 感染，免疫力低下，会增加感染概率，术后容易出现感染并发症，针对相关围手术期发生手术部位感染因素指标，我们采取有效的针对性策略，围手术期采取规范化治疗，加强营养，强化抗病毒治疗方案，延长了抗生素的应用时间，注意换药观察切口情况，注意监测体温、血常规、红细胞沉降率及 C 反应蛋白变化。术中我科采用标准的预防职业暴露防护策略，未发生相关职业暴露。最后患者获得了很好的恢复，未出现感染及 HIV 感染相关并发症。随访患者植骨愈合，关节功能良好，恢复行走，未复发。

赵昌松教授病例点评

GCT 为骨原发的良性侵袭性肿瘤，病因不明。GCT 病理生物学表现是以基质细胞和多核巨细胞为主要结构的侵袭性骨肿瘤，多数学者认为它有潜在恶性，不能与一般的良性肿瘤同等看待。据统计有 20% 的 GCT 为恶性，占所有原发性骨肿瘤的第 3 位，其中有 8% 为原发恶性骨巨细胞，占所有原发性骨肿瘤的 11.7%，占所有良性骨肿瘤的 16%，在良性骨肿瘤中仅次于骨软骨瘤。恶变为肉瘤者少于 1%。

　　HIV 感染合并 GCT 患者属于罕见病例，就目前文献回顾分析临床报道较少。这类患者具体发病机制不明。HIV 感染导致 CD4$^+$T 细胞计数下降及巨噬细胞和单核细胞的功能障碍，最终导致机体免疫缺陷。艾滋病患者易合并相关恶性肿瘤，如卡波西肉瘤和 B 细胞淋巴瘤等，其肿瘤行为方式在生物学上更具有侵略性。在炎症条件下，核因子 κB 受体激活剂配体（receptor activator of nuclear factor kappa B ligand，RANKL）也被激活的 T 细胞和 B 细胞表达，从而增加了破骨细胞活动和骨质流失。考虑到长期慢性炎症刺激，T 细胞和单核细胞的激活导致了许多与 HIV 相关的共病的发病机制。在博洛尼亚进行的一项研究表明，促炎细胞因子，如 IL-6 和 TNF，促进了破骨细胞生成和骨吸收的增加，而高浓度的 HIV-RNA 与 RANKL 的浓度升高有关。其他的研究表明，HAART 药物会导致氨基酸代谢紊乱直接影响成骨细胞和破骨细胞，改变骨结构内稳态，以及线粒体功能紊乱的存在，加剧炎症过程，从而导致骨质流失。综合目前文献考虑 HIV 感染合并 GCT 的发生机制可能与正常宿主免疫力下降、长期慢性炎症刺激、T 细胞激活、HIV 毒血症及 HAART 药物的不良反应有关。

　　这例 HIV 感染合并右胫骨远端 GCT 病理性骨折的病例具有较高的临床价值和特点。HIV 感染合并 GCT 患者属于罕见病例，这类患者具体发病机制不明，这也给我们临床治疗带来巨大的挑战。在

HIV 感染的患者中合并脆性骨折风险是正常人群的 3 倍。再加上本例患者右胫骨远端 GCT 骨破坏，更容易出现骨折。HIV 感染合并 GCT 提示更具侵袭性，也就意味着复发率较高，查阅目前文献和现有资料关于 HIV 感染合并 GCT 患者发生四肢病理性骨折的报道较少，目前尚无有效的治疗方法和相关指南。本例患者治疗方案应用超声骨刀和微型钢板进行保肢重建降低了肿瘤复发风险，具有一定的新颖性和首创精神。通过围手术期的规范化治疗，改善患者免疫状态和一般情况，职业暴露的围手术期预防措施，术前精心设计，术前患者准确的评估（包括伤后时间、患者一般情况、免疫功能状态、合并疾病、营养状态、手术切口类型、手术复杂程度等），术中精细操作，术后积极康复及并发症的预防、处理，严密随访等，最终该患者获得了良好的恢复。

【参考文献】

1. TSUKAMOTO S，MAVROGENIS A F，KIDO A，et al. Current concepts in the treatment of giant cell tumors of bone. Cancers（Basel），2021，13（15）：3647.

2. MONTGOMERY C，COUCH C，EMORY C L，et al. Giant cell tumor of bone：review of current literature，evaluation，and treatment options. J Knee Surg，2019，32（4）：331-336.

3. XU B，MA R，ZHANG W S，et al. Reconstruction and repair，using mini-plate and bone graft for persons living with HIV with giant cell tumor of long bone：retrospective analysis of a single-center experience. AIDS Res Ther，2021，18（1）：82.

4. CERVERO M，TORRES R，AGUD J L，et al. Prevalence of and risk factors for low bone mineral density in Spanish treated HIV-infected patients. PLoS One，2018，13（4）：e0196201.

5. DELPINO M V，QUARLERI J. Influence of HIV infection and antiretroviral therapy on bone homeostasis. Front Endocrinol（Lausanne），2020，11：502.

6. 吴兴林，周焯家，赵伟峰，等 . 超声骨刀在脊柱外科中的应用 . 医药前沿，2019，9（12）：78.

7. SUN S，XU B，ZHANG Q，et al. The early results of vertebral pathological compression fracture of extra- nodal lymphoma with HIV-positive patients treated by percutaneous kyphoplasty. Curr HIV Res，2020，18（4）：248-257.

8. 赵伟，郭世炳，乔成钢 . 锁定接骨板联合同种异体骨治疗对四肢长骨良性骨肿瘤伴病理性骨折临床疗效分析 . 世界最新医学信息文摘，2021，21（83）：369-370.

（孙胜　整理）

病例 22
颈椎后纵韧带骨化合并 HIV 感染

病历摘要

【基本信息】

患者，男性，53 岁，主因"间断颈痛逐渐加重 5 年，间断双下肢无力、行走不稳逐渐加重 4 个月"于 2016 年 11 月 4 日门诊入院。

现病史：患者入院 5 年前劳累后出现颈痛，不影响颈椎活动，无肢体麻木，无力，注意休息并自行外用膏药治疗，颈痛消失，以后颈痛反复发作，逐渐加重，颈椎活动不受影响，未至医院诊治，均自行外用膏药治疗。2016 年 7 月无明显诱因出现双下肢无力及行走不稳，无肢体麻木、疼痛，无踩棉花感，无胸腰部束带感，逐渐自行缓解，以后无诱因间断发作。2016 年 7 月 17 日于当地某医院行颈椎 MRI 检查，被诊断为颈椎病，建议手术治疗。患者为进一步治疗前往北京某三甲医院，并住院，2016 年 8 月 3 日行颈椎 CT 及 X 线检查，被诊断为颈椎病、颈椎后纵韧带骨化，预行颈椎后路减压手术治疗，因术前检查发现 HIV 阳性，建议至我院进一步治疗。返家后患者颈痛及双下肢无力、行走不稳仍无诱因间断发作，逐渐加重，颈椎后伸活动受限，上肢肌力正常，手部精细活动正常，四肢无麻木、疼痛。患者为进一步治疗来我院，骨科门诊以颈椎后纵韧带骨化收住院进一步治疗。病来患者精神、饮食、睡眠可，大小便正常，无消瘦、乏力、低热、盗汗，无夜间疼痛加重。

既往史：2003 年被诊断为 HIV 阳性，口服拉米夫定、依非韦伦及替诺福韦治疗，病情控制好。否认高血压、冠心病、糖尿病病史，否认其他传染病病史，否认食物、药物过敏史。

个人史：农民职业，无地方病疫区居住史，无传染病疫区生活史，无冶游史，偶吸烟，偶饮酒，无嗜酒，适龄结婚，爱人及子女健康。

【 体格检查 】

体温 36.5℃，脉搏 75 次 / 分，呼吸 18 次 / 分，血压 125/80 mmHg。行走不稳，步入病房。心、肺、腹无异常。

骨科专科情况：脊柱区未见红肿、溃疡，未见明显后凸畸形，椎旁肌肉未见明显萎缩，颈椎生理曲度变直，颈椎压痛，腰椎无压叩痛，颈椎后伸活动受限，颈椎后伸时无四肢无力、麻木，腰椎活动可，颈椎轴向叩击痛阴性。四肢肌肉未见明显萎缩，感觉、肌张力、血运可，双手握力正常，各关节活动度可。四肢肌力正常。双侧肱二头肌腱反射弱至无，肱三头肌腱反射弱。双侧霍夫曼征阴性。双臂丛牵拉试验阴性，转颈试验阴性。双髋、膝关节无红肿、无压痛，活动可，"4" 字试验阴性。双踝关节屈伸功能无减弱。双膝腱反射及跟腱反射活跃。双侧巴宾斯基征阴性。无髌踝阵挛。双侧直腿抬高试验及股神经牵拉试验阴性。会阴区感觉正常，肛门括约肌肌力可。双足背动脉搏动正常。

【辅助检查】

实验室检查

HIV 病毒载量未检测到，CD4$^+$T 淋巴细胞 391 cells/μL，血红蛋白 162 g/L，白蛋白 43.9 g/L。

影像学检查

颈椎正常过屈过伸位 X 线及颈椎 CT：颈椎退变，骨质增生，颈椎曲度直，$C_{3\sim6}$ 椎间隙狭窄，C_2 椎体后方中上部至 C_3 椎体后方下缘可见连续型后纵韧带骨化，$C_{4\sim6}$ 椎体后方孤立型后纵韧带骨化，颈椎管狭窄，以 $C_{3\sim6}$ 椎管狭窄较严重，脊髓明显受压，项韧带钙化（图 22-1）。

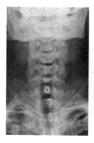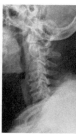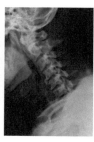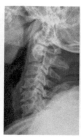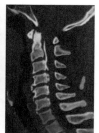

图 22-1 颈椎正常过屈过伸位 X 线及颈椎 CT

颈椎 MRI：颈椎退变，骨质增生，颈椎曲度直，$C_{2\sim7}$ 椎间盘不同程度向后突出，黄韧带肥厚，以 $C_{3\sim6}$ 椎间盘突出最为严重，并椎管明显狭窄，硬膜囊严重受压（图 22-2）。

笔记

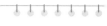

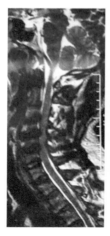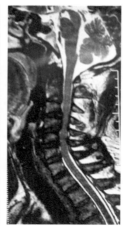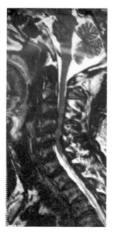

图 22-2　颈椎 MRI

【诊断】

诊断：颈椎后纵韧带骨化、颈椎病、颈椎管狭窄、HIV 感染（无症状期）。

诊断依据：①中老年男性，既往 HIV 阳性病史，长期口服抗病毒药物治疗。②主因"间断颈痛逐渐加重 5 年，间断双下肢无力、行走不稳逐渐加重 4 个月"入院。③查体示颈椎生理曲度变直，颈椎压痛，腰椎无压叩痛，颈椎后伸活动受限。四肢肌肉未见明显萎缩，感觉、肌力、肌张力、血运可，双手握力正常。双侧肱二头肌腱反射弱至无、肱三头肌腱反射弱。双侧霍夫曼征阴性。双侧臂丛牵拉试验阴性，转颈试验阴性。下肢各关节活动正常。双侧膝腱反射及跟腱反射活跃。双侧巴宾斯基征阴性。无髌踝阵挛。双侧直腿抬高试验及股神经牵拉试验阴性。会阴区感觉正常。④辅助检查：HIV 病毒载量未检测到，CD4$^+$T 淋巴细胞 391 cells/μL。颈椎 X 线、CT 及 MRI：颈椎退变，骨质增生，颈椎曲度直，颈 2 椎体后方中上部至颈 3 椎体后方下缘可见连续型后纵韧带骨化，C$_{4\sim6}$ 椎体后方孤立型后纵韧带骨化，C$_{2\sim7}$ 椎间盘不同程度向后突出，黄韧带肥厚，

171

以 $C_{3 \sim 6}$ 椎间盘突出最为严重，并椎管明显狭窄，硬膜囊严重受压，项韧带钙化。

鉴别诊断：

（1）需要与颈椎骨折、脱位及颈椎结核、肿瘤所致脊髓压迫相鉴别，根据患者病史、临床表现及辅助检查，可排除。

（2）肌萎缩性侧索硬化症：肌萎缩性侧索硬化症为运动神经元疾病，患者具有以下特点：肌肉萎缩明显；无感觉障碍；有肌肉震颤；肌电图检查有特异性改变；脊髓造影时造影剂无梗阻；侵犯延髓可发生吞咽及发音障碍。该例患者无肌肉萎缩，可排除。

（3）脊髓空洞症：本病多发生于年轻人；感觉分离为其特征；脊髓造影无梗阻；CT 造影延迟试验及 MRI 均可显示脊髓空洞。该例患者 MRI 无脊髓空洞，可排除。

【治疗经过】

入院后完善检查，请感染科会诊，继续目前 HARRT，改善免疫状态，营养支持。颈椎注意保护，营养神经、对症治疗，谨防摔倒外伤，观察四肢感觉、肌力变化。请神经内科会诊，排除肌萎缩性侧索硬化症等神经内科疾病。积极术前准备。于 2016 年 11 月 15 日在全麻下行颈椎后路单开门椎管扩大成形减压内固定术。$C_{3 \sim 7}$ 单开门椎管扩大成形减压，右侧为门轴侧，单开门后左侧给予钢板螺钉固定支撑。手术顺利，安返病房。术后给予抗生素预防感染、止痛对症、营养神经、脱水等治疗，输血补液，积极预防下肢深静脉血栓形成等各种并发症。继续 HARRT。颈围制动保护颈椎，观察四肢感觉、肌力。加强监测，密切观察生命体征及病情变化。

患者术后第 2 天引流量约 20 mL，给予拔除引流管。术后患者双下肢感觉及肌力无减弱，第 3 日开始佩戴颈围保护颈椎下地活动，双下肢轻松感，下肢无力及行走不稳明显好转。术后颈椎 X 线、CT 及 MRI：$C_{3\sim7}$ 单开门椎管扩大成形减压钢板螺钉内固定术后改变，可见开门良好，5 枚钢板及各螺钉位置良好，脊髓向后方膨起，减压良好（图 22-3）。术后 12 天给予颈后切口拆线。术处切口愈合良好。患者体温正常，白细胞 6.36×10^9/L，中性粒细胞百分比 71.8%，红细胞沉降率 14 mm/h，C 反应蛋白 23.8 mg/L，给予办理出院，返家后继续 HARRT 及营养神经治疗。

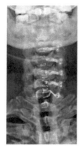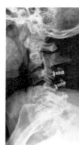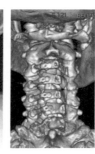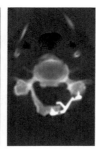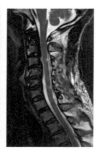

图 22-3　术后颈椎 X 线、CT 及 MRI

【随访】

术后 1 个月后双下肢无力及行走不稳未再出现。术后颈围佩戴 3 个月，3 个月后去颈围逐渐恢复正常生活。术后 1 年复查切口无感染，无 HIV 感染相关并发症出现，颈椎术处内固定无松动、断裂、移位、拔出，未出现关门情况。术处无疼痛，稍有不适感，颈椎活动可。

病例分析

　　患者是 HIV 感染合并后纵韧带骨化的患者，需要考虑 HIV 感染的治疗给手术带来的影响，也要考虑颈椎后纵韧带骨化的手术治疗问题。同时患者颈椎后纵韧带骨化还合并颈椎病及颈椎管狭窄，这更给病情带来复杂性。患者有颈髓压迫的临床表现，影像学检查显示符合后纵韧带骨化、颈椎病及椎管狭窄。另外，影像学检查排除了颈椎骨折、脱位及颈椎结核、肿瘤所致脊髓压迫，也排除了脊髓空洞症，根据患者临床表现及神经内科会诊结果，排除了肌萎缩性侧索硬化症等神经内科疾病。当前诊断是明确的。患者下肢无力，行走不稳，影像学检查显示颈髓受压明显，具有手术指征。患者有脊髓受压临床表现，入院后就给予了营养神经治疗。对于 HIV 感染，患者诊断后一直在进行 HARRT，目前病毒载量未检测到，说明控制很好。患者 CD4$^+$T 淋巴细胞 391 cells/μL，说明患者免疫状态尚可以，结合患者一般情况，血红蛋白、白蛋白等化验，进行颈椎手术是可行的。但手术会对患者免疫造成打击，这给本不正常的免疫状态造成进一步损害，仍需要预防术后感染的发生。手术应严格无菌，术后抗生素应用也应适当延长至 5 ～ 7 天，根据患者体温、切口情况及炎性指标的变化，来决定停用抗生素时间。患者超过 3 个节段的颈髓压迫，适合行后路手术治疗，适合行颈椎后路单开门椎管扩大成形减压内固定术。该术式可取得很好的减压效果，并且保留了颈椎活动度，利用钢板固定支撑，起到稳定的作用，可以促进门轴侧的愈合，也可避免门轴断裂及再关门的出现。

🗒 张强教授病例点评

颈椎后纵韧带骨化早期不易发现，晚期治疗难度大，是东亚地区常见病。所以对于颈椎前方有压迫的患者，特别是要进行手术的患者，需要进行颈椎 CT 检查，观察有无后纵韧带骨化的存在。在脊髓型颈椎病患者中，颈椎后纵韧带骨化是脊髓损伤的危险因素，手术治疗可以降低脊髓损伤的风险。出现脊髓压迫症状的颈椎后纵韧带骨化患者瘫痪风险明显升高，而手术治疗可以取得良好的神经功能恢复并降低瘫痪风险。因此，患者具有明确的手术指征时应该尽早手术。手术可减压，改善患者目前临床症状，避免进一步加重，以免以后再行手术预后不佳。本例患者目前四肢感觉、肌力正常，但已经有脊髓压迫表现，影像学检查显示脊髓受压明显，具有手术指征，选择手术治疗是适宜的。患者手术方式的选择也是适宜的，多节段压迫首选后路手术，术后进行观察，如病情进一步加重或手术效果不佳，再进行前路的手术治疗，以获得更好的恢复。后路椎板切除术也可实现大范围间接减压，但术后颈椎后凸风险增加。如果进行融合固定，颈椎失去了活动度。颈椎后路单开门椎管扩大成形减压钢板螺钉内固定，是在开门侧使用钢板固定，起到固定支撑的作用，可以促进门轴侧的愈合，也可避免门轴断裂及再关门的出现，是一种很好的手术方式。但是颈椎后路创伤大，出血多，患者 HIV 感染免疫力低下，增加了术后感染的概率。本例患者也进行了输血治疗，输血可以同时改善患者身体情况，提高免疫力。术前术后继续进行 HARRT，改善免疫状态，营养支持。患者 HIV 感染，需要做好术前风险评估，积极做好围手术处理，这样才能使手术患者获得很好的治疗效果。本例患者也获得了很好的恢复。

【参考文献】

1. OHTSUKA K，TERAYAMA K，YANAGIHARA M，et al. An epidemiological survey on ossification of ligaments in the cervical and thoracic spine in individuals over 50 years of age. Nihon Seikeigeka Gakkai Zasshi，1986，60（11）：1087-1098.

2. 朱建华，彭俊木，刘玉刚，等 . 颈椎后纵韧带骨化的发病机制及治疗研究进展 . 局解手术学杂志，2022，31（8）：730-734.

3. ABIOLA R，RUBERY P，MESFIN A. Ossification of the posterior longitudinal ligament：etiology，diagnosis，and outcomes of nonoperative and operative management. Global Spine J，2016，6（2）：195-204.

4. LEE S E，CHUNG C K，JAHNG T A，et al. Long-term outcome of laminectomy for cervical ossification of the posterior longitudinal ligament. J Neurosurg Spine，2013，18（5）：465-471.

（赵昌松　整理）

病例 23
颈椎布鲁杆菌性脊柱炎

病历摘要

【基本信息】

患者，女性，62岁，主因"发热，颈部疼痛、活动受限，双侧手指偶发麻木2个月"于2019年4月10日门诊入院。

现病史：患者入院2个月前无明显诱因出现颈部疼痛、活动受限，手指偶发麻木，并且随之出现发热，体温最高时达38.5 ℃，到当地医院就诊未能明确诊断，因患者有颈部疼痛、活动受限及手指麻木，考虑颈椎病，给予止痛药物对症治疗，佩戴颈围。因同时有发热，给予抗炎药物治疗。患者病情未见缓解，且逐渐加重。来我院1周前，患者颈部疼痛剧烈，颈部僵直，而且出现头晕等症状。患者为进一步治疗来我院门诊，为进一步明确诊断及治疗入骨科病房。患病以来患者神志清楚，精神差，饮食和睡眠不佳，大小便正常。无头痛，无恶心、呕吐，无胸腹不适，无意识障碍，近期体重无减轻。

既往史：既往否认高血压、冠心病、糖尿病病史，否认其他传染病病史，否认药物、食物过敏史，否认手术史。

个人史：生于外市，自由职业，自诉无牛羊类接触史，无地方病疫区居住史，无传染病疫区生活史，无冶游史，否认吸烟史及饮酒史，已婚，子女健康。

【体格检查】

体温36.5℃，脉搏80次/分，呼吸18次/分，血压120/80 mmHg。全身皮肤黏膜颜色正常，无淤斑，全身浅表淋巴结未见肿大，双侧甲状腺未及肿大，双肺呼吸音清，未闻及干湿啰音及胸膜摩擦音，心律齐，各瓣膜区未闻及病理性杂音，无腹胀，肠鸣音正常。

骨科专科情况：颈部皮肤无破溃，颈部无畸形，颈部肌肉无萎缩，颈前后部触痛明显，颈部僵直，颈椎屈伸及旋转活动明显受限，颈椎侧屈活动时可诱发上臂放射痛及双手麻木。双上肢肌肉无萎缩。四肢肌张力正常。四肢位置觉及深感觉无减退，躯体平面感觉无减退。压颈试验阳性，头部叩击试验阳性，臂丛神经牵拉试验阴性，双手指夹纸试验阴性。双侧肱三头肌腱反射减弱，双侧霍夫曼征阴性。腰部无压叩痛，腰椎活动正常。双下肢感觉、肌力及肌张力正常。双侧膝腱反射活跃，双侧跟腱反射正常。双侧巴宾斯基征阴性，双侧髌阵挛和踝阵挛阴性。

【辅助检查】

实验室检查

白细胞和中性粒细胞百分比正常，C反应蛋白74 mg/L，红细胞沉降率 44 mm/h，布鲁杆菌抗体虎红平板凝集试验阳性，结核抗体阴性，γ - 干扰素释放试验正常，降钙素原＜ 0.05 ng/mL。

影像学检查

颈椎正侧位 X 线片：颈椎反曲，颈椎退变，骨质增生，$C_{5 \sim 6}$ 及 $C_{6 \sim 7}$ 椎间隙明显狭窄（图 23-1）。

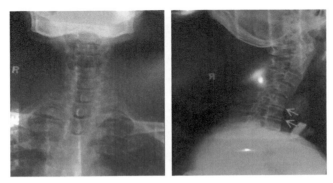

图 23-1　颈椎正侧位 X 线片

颈椎 CT：$C_{5 \sim 6}$ 及 $C_{6 \sim 7}$ 椎间隙变窄，椎体上下缘轻度骨质破坏，可见前缘骨赘形成（图 23-2）。

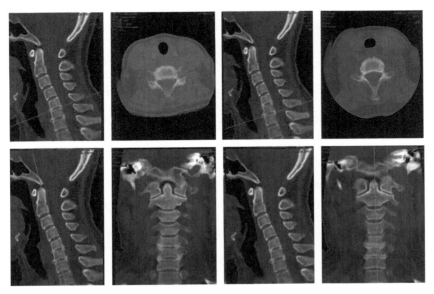

图 23-2　颈椎 CT

笔记

颈椎 MRI：颈椎退行性变，颈椎间盘变性，$C_{4\sim5}$、$C_{5\sim6}$ 及 $C_{6\sim7}$ 间盘轻度突出，颈椎前缘示条带状密度增高影，$C_{5\sim6}$ 间盘内可见密度增高影（图 23-3）。

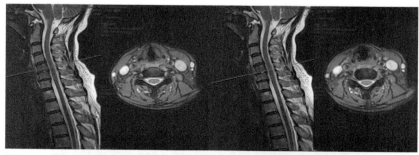
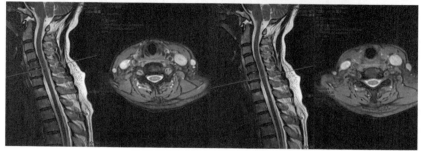

图 23-3　颈椎 MRI

【诊断】

诊断：布鲁杆菌性脊柱炎（颈椎）、布鲁杆菌病。

诊断依据：①老年女性，无明显流行病学史。②主因"发热，颈部疼痛、活动受限，双侧手指偶发麻木 2 个月"入院。③查体示颈部皮肤无破溃，颈部无畸形，颈部肌肉无萎缩，颈前后部触痛明显，颈部僵直，颈椎屈伸及旋转活动明显受限，颈椎侧屈活动时可诱发上臂放射痛及双手麻木。压颈试验阳性，头部叩击试验阳性，臂丛神经牵拉试验阴性。双侧肱三头肌腱反射减弱，双侧霍夫曼征阴性。双侧膝腱反射活跃。双侧巴宾斯基征阴性。④辅助检查：白细胞和中性粒细胞百分比正常，C 反应蛋白 74 mg/L，红细胞沉降率 44 mm/h，布鲁杆菌抗体虎红平板凝集试验阳性，结核抗体阴性，γ-干扰素释放试验正常，降钙素原＜ 0.05 ng/mL。颈椎 X 线、CT 及 MRI 示颈椎反曲，颈椎退变，骨质增生，$C_{5\sim6}$ 及 $C_{6\sim7}$ 间隙狭窄，椎体上下缘轻度骨质破坏，颈椎间盘变性，$C_{4\sim5}$、$C_{5\sim6}$ 及 $C_{6\sim7}$ 间盘轻度突出，颈椎前缘示条带状密度增高影，$C_{5\sim6}$ 间盘内可见密度增高影。

鉴别诊断：

（1）脊柱结核：病史较长，发热以午后低热为特点，有结核患者接触史，MRI 常显示更为明显的椎旁软组织影（＞ 1 cm），界线清楚，常扩散至韧带下并伴有较重的脊柱畸形，椎体骨质破坏明显，常引起椎体塌陷，以胸椎多见。

（2）化脓性脊柱炎：通常全身和局部反应较重，没有布鲁杆菌性脊柱炎典型的间歇性午后高热及黏稠状的汗液，局部疼痛通常比布鲁杆菌性脊柱炎剧烈，影像学检查示椎体破坏比布鲁杆菌性脊柱炎更早、更严重。

（3）椎体肿瘤：不易累及椎间盘，不伴有明显的骨质增生和韧带钙化，结合临床病史鉴别不难。

【治疗经过】

入院后完善检查，初步给予诊断，颈部颈围制动保护，观察四肢感觉、肌力及大小便变化。请感染科会诊，给予口服多西环素和利福平胶囊，并静脉滴注头孢曲松，三联抗布鲁杆菌感染治疗，为期 2 周，观察炎性指标变化。发热消失，炎性指标明显降低（图 23-4）。于 2019 年 4 月 24 日在全麻下行颈椎前路病灶清除、减压、内固定、植骨融合术（图 23-5）。手术顺利，安返病房。术后继续抗布鲁杆菌感染治疗。颈部颈围制动保护，定期换药观察切口处情况，监测体温及炎性指标变化（图 23-4）。

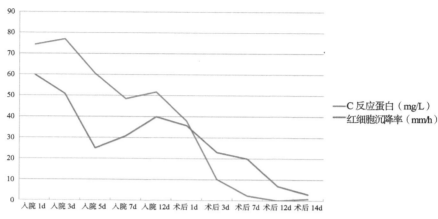

图 23-4　手术前后红细胞沉降率及 C 反应蛋白炎性指标变化

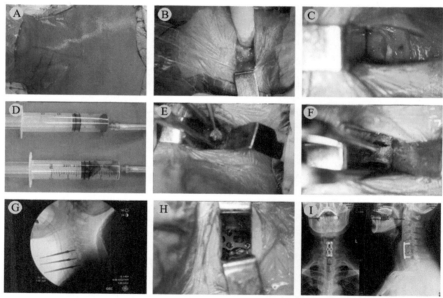

A. 定位及切口标记；B. 术处大量脓性渗出；C. 椎间盘内肉芽组织增生；D. 抽出脓性液体；
E. 清理肉芽组织，反复冲洗，彻底清除坏死物质；F. 植入椎间融合器；G. 术中透视显示椎间
融合器深浅适宜；H. 植入钢板；I. 术后 X 线显示内固定位置及大小良好，颈椎曲度得到恢复。

图 23-5　术中情况

患者术后恢复顺利。术后第 2 天佩戴颈部支具下地行走，颈部
疼痛明显减轻，上臂放射痛及手指麻木症状消失。术中病灶送检细
菌培养回报无细菌及真菌生长。术后病理 HE 染色可见纤维组织及

炎性肉芽组织增生，髓核少量炎性细胞浸润，Giemsa 染色可见大量的小球杆状布鲁杆菌（图 23-6）。病灶 RT-PCR 在第 28 个循环检测出布鲁杆菌 DNA。术后复查颈椎正侧位 X 线显示 $C_{5\sim7}$ 前路病灶清除、减压、内固定、植骨融合术后改变，1 枚钢板及 4 枚螺钉固定 $C_{5\sim7}$，$C_{5\sim6}$ 及 $C_{6\sim7}$ 椎间隙各可见 Cage 1 枚，内固定位置及大小良好，颈椎曲度得到恢复（图 23-7）。术后 10 日拆线，切口愈合良好，体温正常，血常规白细胞及中性粒细胞百分比正常，红细胞沉降率、C 反应蛋白恢复正常，给予办理出院，返家后继续口服多西环素、利福平抗布鲁杆菌感染治疗。

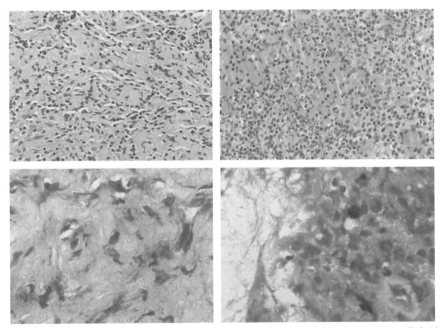

HE 染色可见纤维组织及炎性肉芽组织增生，髓核少量炎性细胞浸润（×40）；Giemsa 染色可见大量小球杆状细菌，符合布鲁杆菌感染（×100）。

图 23-6　病理检查

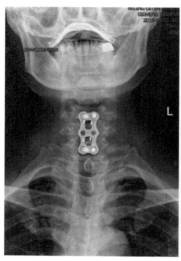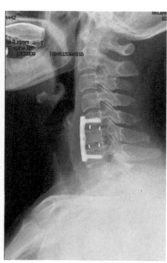

图 23-7 术后颈椎正侧位 X 线

【随访】

术后佩戴颈围制动保护 3 个月。逐渐恢复正常生活，颈椎活动度正常，颈部无疼痛，上肢无放射痛及麻木。出院后多西环素、利福平口服抗布鲁杆菌治疗 6 个月，布鲁杆菌抗体虎红平板凝集试验阴性，红细胞沉降率及 C 反应蛋白正常。定期复查 2 年，颈椎布鲁杆菌性脊柱炎无复发。

病例分析

该患者诊断为布鲁杆菌性脊柱炎，该病特点是发病隐匿，如果无明确流行病学史，很容易与脊柱退变性疾病混淆。特别是在基层医院，检查手段不全，又无相关诊治经验，因此容易误诊及延误治疗。该患者到我院后根据化验结果及影像学检查，考虑颈椎感染性疾病，特别是布鲁杆菌抗体虎红平板凝集试验阳性，因此可以初步诊断为布鲁杆菌性脊柱炎，最后确定诊断需要病理结果。抗感染药

笔记

物的使用是治疗该病的基础和根本保障，该患者在三联抗感染药物治疗后发热消失，炎性指标明显降低。但该患者发病到诊断间隔时间较长，C反应蛋白及红细胞沉降率明显增高，体温一度在38℃以上，且居高不下。颈椎CT示极轻微的骨质破坏，但MRI显示颈椎椎体前方有大量炎性物质浸润，表示椎体边缘、椎间隙及椎管内出现大量坏死物质和炎性细胞。单纯药物治疗会延长治疗时间，不良反应增加，患者疼痛无法缓解，相继可能会出现其他不良后果。因此完成2周药物治疗后，积极选择手术干预。术中也证实，患者椎体前方周围布满脓性物质及肉芽组织增生，术中彻底清理坏死物质，给予内固定，并进行融合手术，这有助于及时减轻患者颈部症状，避免神经组织被坏死物质侵袭，更有助于缩短药物治疗时间。术后患者颈部症状明显缓解，无并发症发生，顺利出院，经6个月左右口服抗感染治疗，布鲁杆菌抗体虎红平板凝集试验阴性。

📋 赵昌松教授病例点评

　　布鲁杆菌病（Brucellosis）是一种人畜共患的系统性变态反应性传染病，脊柱是布鲁杆菌病最常见的受累部位，发生率高达54%，最常见于腰椎，其次是胸椎和颈椎。布鲁杆菌病合并脊柱炎时，患者的椎体、间盘、椎管、椎旁软组织及韧带等受到侵袭发生退行性、炎性、脓性等改变。在临床诊断中，布鲁杆菌性脊柱炎发病隐匿，临床表现等方面与结核性脊柱炎、类风湿性关节炎等相似，容易混淆，确诊时需要仔细鉴别。布鲁杆菌病的药物治疗达一定共识，应长期、足量、联合及多途径给药。但复杂的布鲁杆菌性脊柱炎药物治疗时间延长，不良反应增加。目前布鲁杆菌性脊柱炎的治疗尚未规范，对于复杂病例用药时间和手术时机的选择仍存在争议。延误手术时机可能导致椎体稳定性进一步破坏，脊髓神经不可逆损伤，因此掌握布鲁杆菌性脊柱炎的转归和影响因素尤为重要。糖尿病、椎管内脓肿、神经功能损伤和病程＞2 个月为布鲁杆菌性脊柱炎药物治疗效果不佳的重要影响因素，因此有以上影响因素的患者应根据病情、患者自身情况等，综合考虑决定是否进行手术干预。

【参考文献】

1. ESMAEILNEJAD-GANJI S M，ESMAEILNEJAD-GANJIANJI S M R. Osteoarticular manifestations of human brucellosis：a review.World J Orthop，2019，10（2）：54-62.

2. LIANG C，WEI W，LIANG X，et al. Spinal brucellosis in Hulunbuir，China，2011—2016. Infect Drug Resist，2019，12：1565-1571.

3. ABULIZI Y，LIANG W D，MUHEREMU A，et al. Single-stage transforaminal decompression，debridement，interbody fusion，and posterior instrumentation for lumbosacral brucellosis. BMC Surg，2017，17（1）：82.

4. 王杰，张强. 布鲁氏菌性脊柱炎诊断和治疗研究进展. 中国矫形外科杂志，2021，29（14）：1304-1307.

5. DUAN K，QIN Y，YE J，et al. Percutaneous endoscopic debridement with percutaneous pedicle screw fixation for lumbar pyogenic spondylodiscitis：a preliminary study. Int Orthop，2020，44（3）：495-502.

6. HU T，WU J，ZHENG C，et al. Brucellar spondylodiscitis with rapidly progressive spinal epidural abscess showing cauda equina syndrome.Spinal Cord Ser Cases，2016，2：15030.

（权学民　整理）

病例 24
腰椎早期布鲁杆菌性脊柱炎

【基本信息】

患者，女性，53 岁，主因"间断发热 3 个月，剧烈腰痛、影响行走 1 个月"于 2016 年 4 月 1 日门诊入院。

现病史：患者入院 3 个月前无明显诱因于 16 时左右出现寒战发热，未测体温，自行卧床 10 分钟左右寒战发热消失。以后经常出现类似寒战发热，未监测体温。入院 1 个月前无明显诱因腰背部出现疼痛不适，持续性，腰部自行止痛膏药外用后无减轻，腰背部疼痛逐渐加重，并出现右大腿前外侧疼痛，严重影响行走，起床翻身困难，遂前往北京某三甲医院就诊，给予腰椎 MRI 检查及布鲁杆菌抗体虎红平板凝集试验，被诊断为布鲁杆菌病、布鲁杆菌性脊柱炎。

建议至我院进一步治疗。于 2016 年 3 月 22 日前来我院感染门诊就诊，以"布鲁杆菌病、布鲁杆菌性脊柱炎"入感染科住院治疗。入院后给予头孢噻肟静脉滴注，并口服多西环素、利福平治疗。体温恢复正常，腰背部及右下肢疼痛无缓解，仍无法下地行走。2016 年 4 月 1 日于我院骨科门诊复查，以"布鲁杆菌性脊柱炎"入骨科继续治疗。患病以来患者精神、饮食、睡眠可，大小便控制正常，服用抗布鲁杆菌病药物后大小便颜色变红，尿急，无乏力、盗汗，体重无明显减轻，无夜间痛明显加重。

流行病学史：有羊接触史。否认经常外出就餐，否认输血及血制品应用史，否认传染病患者密切接触史，预防接种史不详。

既往史：既往健康，否认高血压、冠心病、糖尿病病史，否认其他传染病病史，否认食物、药物过敏史。

个人史：无地方病疫区居住史，无传染病疫区生活史，无冶游史，否认吸烟史，否认饮酒史，已婚已育，子女健康。

【体格检查】

体温 36.5℃，脉搏 80 次 / 分，呼吸 18 次 / 分，血压 120/80 mmHg。卧床，平车推入病房。心、肺、腹无异常。

骨科专科情况：被动体位。脊柱区无明显后凸畸形，皮肤无红肿、溃疡，腰椎生理曲度正常，椎旁肌肉无萎缩，双下肢肌肉无萎缩。$L_{3 \sim 4}$ 中央区深压痛及叩痛，不向下肢放射。双下肢肌张力正常，右小腿前内侧皮肤感觉稍有减弱。躯体平面皮肤感觉无减退。腰椎主动及被动活动受限。双踝关节屈伸功能正常，双踝外翻运动正常。右股四头肌肌力 5– 级。鞍区皮肤感觉正常，肛门括约肌收缩正常。双足背动脉搏动正常，双足趾末梢血运正常。屈颈试验阴性，右股神经牵拉试验可疑阳性。右膝腱反射较左侧略有减弱，双侧跟腱反射正常，双侧巴宾斯基征阴性，双侧踝阵挛、髌阵挛阴性。

【辅助检查】

实验室检查

布鲁杆菌抗体虎红平板凝集试验阳性。血常规：白细胞 3.36×10^9/L，中性粒细胞百分比 34.84%。C 反应蛋白 6.8 mg/L，红细胞沉降率 27 mm/h，降钙素原 < 0.05 ng/mL。

影像学检查

术前腰椎 X 线及 CT：腰椎退变，骨质增生，腰椎生理曲度可，$L_{3\sim4}$ 椎间隙变窄，椎体上下缘骨质破坏（图 24-1）。

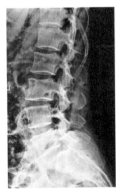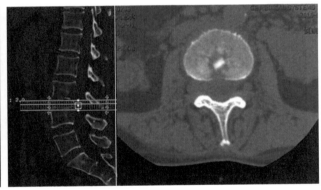

图 24-1　术前腰椎 X 线及 CT

术前腰椎 MRI：$L_{3\sim4}$ 节段椎间盘及临近椎体炎性改变，T_1 像等信号，T_2 像混杂高信号，炎性组织向右后方突出，硬膜囊及神经根受压（图 24-2）。

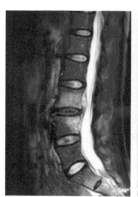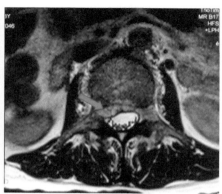

图 24-2　术前腰椎 MRI

【诊断】

诊断：布鲁杆菌性脊柱炎、布鲁杆菌病。

诊断依据：①患者有羊接触史。②既往健康。③主因"间断发热3个月，剧烈腰痛、影响行走1个月"入院。入院前曾于我院感染科住院，被诊断为布鲁杆菌病、布鲁杆菌性脊柱炎，给予抗布鲁杆菌病治疗，体温恢复正常。④查体示被动体位。脊柱区无明显后凸畸形。$L_{3\sim4}$ 中央区深压痛及叩痛。右小腿前内侧皮肤感觉稍有减弱。腰椎主动及被动活动受限。右股四头肌肌力 5− 级。右股神经牵拉试验可疑阳性。右膝腱反射较左侧略有减弱。⑤辅助检查：布鲁杆菌抗体虎红平板凝集试验阳性。血常规：白细胞 3.36×10^9/L，中性粒细胞百分比 34.84%。C反应蛋白 6.8 mg/L，红细胞沉降率 27 mm/h，降钙素原＜0.05 ng/mL。腰椎 X 线、CT、MRI：腰椎退变，骨质增生，$L_{3\sim4}$ 椎间隙变窄，椎体上下缘骨质破坏。$L_{3\sim4}$ 节段椎间盘及临近椎体炎性改变，炎性组织向右后方突出，硬膜囊及神经根受压。

鉴别诊断：

（1）脊柱结核：病史较长，发热以午后低热为特点，有结核患者接触史，MRI 常显示更为明显的椎旁软组织影（＞1 cm），界线清楚，常扩散至韧带下并伴有较重的脊柱畸形，椎体骨质破坏明显，常引起椎体塌陷，以胸椎多见。

（2）化脓性脊柱炎：通常全身和局部反应较重，没有布鲁杆菌性脊柱炎典型的间歇性午后高热及黏稠状的汗液，局部疼痛通常比布鲁杆菌性病脊柱炎剧烈，椎间隙狭窄出现更早。

（3）椎体肿瘤：不易累及椎间盘，不伴有明显的骨质增生和韧带钙化，结合临床病史鉴别不难。

【治疗经过】

入院后完善检查，腰部制动保护，观察下肢感觉、肌力及大小便变化。请感染科会诊，继续头孢噻肟静脉滴注，并口服多西环素、利福平治疗。于 2016 年 4 月 5 日在局麻下行经皮椎间孔镜病灶清除术治疗。椎间孔镜从右侧进入，清除椎间隙及椎管内炎性组织（图 24-3）。手术顺利，安返病房。术后继续抗布鲁杆菌病治疗，腰部制动保护。定期换药观察切口处情况，监测体温及炎性指标变化。加强监测。

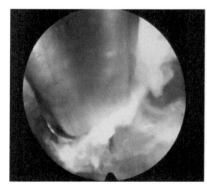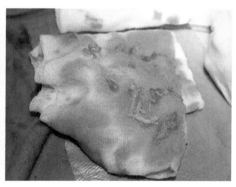

图 24-3　术中清理病灶组织

患者术后恢复顺利。术后第 2 天佩戴腰围支具下地行走，腰背部疼痛及右下肢疼痛明显减轻。术中病灶送检细菌培养回报无细菌及真菌生长。术后病理 Giemsa 染色可见大量的小球杆状布鲁杆菌（图 24-4）。病灶 RT-PCR 在第 28 个循环检测出布鲁杆菌 DNA。术后 10 天后拆线，切口愈合良好，体温正常，血常规白细胞及中性粒细胞百分比正常，红细胞沉降率 25 mm/h，C 反应蛋白 23.5 mg/L，给予办理出院，返家后继续口服多西环素、利福平抗布鲁杆菌病治疗。

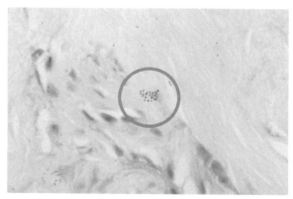

图 24-4 术后病理 Giemsa 染色可见大量的小球杆状布鲁杆菌（×100）

【随访】

术后 1 个月复查腰背部及右下肢疼痛轻微，右小腿前内侧皮肤感觉恢复正常，右股四头肌肌力及右膝腱反射恢复正常，右股神经牵拉试验阴性。术后 3 个月腰背部及右下肢疼痛消失，去除腰围支具逐渐恢复正常生活。出院后多西环素、利福平口服抗布鲁杆菌病治疗半年。术后 1 年复查腰椎布鲁杆菌性脊柱炎无复发。

病例分析

患者与羊有接触史，临床表现上有腰背部疼痛及发热，化验布鲁杆菌抗体虎红平板凝集试验阳性，检查 L$_{3\sim4}$ 节段椎间盘及临近椎体炎性改变，曾于感染科住院治疗，被诊断为布鲁杆菌病、布鲁杆菌性脊柱炎，当前诊断还是比较明确的，当然最后确诊依靠病理结果。患者入院时腰背部及右下肢剧烈疼痛，严重影响下地行走，需要卧床。病程目前已 1 个月。查体下肢有神经损害表现。影像学检查显示炎性组织突入椎管，硬膜囊及神经根受压。患者具有手术指征。手术方式有前路、后路或前后路联合进行病灶清除、减压、内固定、植骨融合术。这种开放术式对于病情重、腰椎破坏重、稳定性降低、周围脓肿形成大等晚期布鲁杆菌性脊柱炎患者较适用。该患者是一个早期布鲁杆菌性脊柱炎患者，影像学检查显示椎间隙稍变窄，椎体相对缘骨质稍有破坏，腰椎稳定性未受到影响。手术以病灶清除，减压为主，不需要进行固定及融合手术。经皮椎间孔镜早期应用于腰椎间盘突出症治疗较多，我科较早地将该项技术应用于腰椎布鲁杆菌性脊柱炎的手术，能满足进行病灶清除和减压的目的。这一微创的手术方式创伤小，恢复快，清除病灶，解除神经压迫，使患者病情很快得到控制，术后获得很好的恢复。对于腰椎感染患者，使用有效的抗生素治疗尤其重要。该患者入院后请感染科会诊，给予三联抗布鲁杆菌病治疗，出院后继续口服多西环素、利福平治疗，很好地控制了病情。

张强教授病例点评

国内外有关布鲁杆菌性脊柱炎治疗的文献报道有限，目前仍以保守治疗为主，大多数患者可以通过保守治疗治愈，有关其手术适应证文献报道不一，一般认为主要包括：①经非手术治疗无法缓解腰背疼痛症状，或椎间盘破坏、椎间隙感染导致的顽固性腰痛；②椎管内硬膜外脓肿或炎性肉芽组织或坏死脱出的椎间盘组织压迫脊髓或神经根、马尾；③椎旁脓肿明显难以吸收的；④椎体骨破坏灶大

193

于 1 cm 或关节突破坏影响脊柱稳定性；⑤合并病理性骨折。本例患者具有手术指征。椎间孔镜用于布鲁杆菌性脊柱炎病灶清除的报道少见。目前，椎间孔镜技术主要用于腰椎间盘突出的微创手术治疗，该技术学习曲线相对平缓，安全性高，经济，恢复快，微创，将其用于腰椎布鲁杆菌性脊柱炎治疗同样具有微创的特点，可以有效缩短病程，缓解腰背部疼痛，提高患者生活质量，避免发展为晚期，患者无需进一步切开病灶清除融合内固定手术治疗，对于需要手术治疗的早期腰椎布鲁杆菌性脊柱炎患者是可选择的一个很好的治疗方式。对于腰椎感染的患者，不管手术与否，应用有效的抗生素治疗尤其重要。根据我国卫生部 2012 年印发的《布鲁氏菌病诊疗指南（试行）》，我院对布鲁杆菌病合并脊柱炎患者采用的治疗方案为多西环素＋利福平＋喹诺酮类或者三代头孢菌素药物，疗效满意。最后的病理诊断是诊断布鲁杆菌性脊柱炎的金标准。Giemsa 染色是较好的染色方法，对于布鲁杆菌感染，可见看到大量的小球杆状布鲁杆菌，从而确定诊断该病。本例患者选择椎间孔镜治疗这一恰当的手术方式，通过很好的抗布鲁杆菌病药物治疗，最后患者获得了很好的恢复。

【参考文献】

1. 杜鑫冲，杨新明. 腰椎布鲁杆菌脊柱炎一期后路病灶清除短节段内固定术可行性分析. 实用骨科杂志，2015，21（2）：110-114.

2. 买尔旦·买买提，田娟，盛伟斌，等. 布鲁杆菌病性脊柱炎的诊断与手术治疗. 中华骨科杂志，2012，32（4）：323-330.

3. GUERADO E，CERVÁN A M. Surgical treatment of spondylodiscitis. An update. Int Orthop，2012，36（2）：413-420.

4. 赵昌松，张强，赵汝岗，等. 经皮椎间孔镜病灶清除术治疗早期腰椎布氏杆菌性

笔记

脊柱炎的疗效分析 . 传染病信息，2018，31（1）：48-51.

5. 中国防痨协会骨关节结核专业分会，中国华北骨结核联盟，中国西部骨结核联盟 . 布鲁氏菌性脊柱炎诊断及治疗专家共识 . 中国防痨杂志，2022，44（6）：531-538.

6. 中华人民共和国卫生部 . 布鲁氏菌病诊疗指南（试行）. 传染病信息，2012，25（6）：323-324，359.

7. 曾兆清，王彬，李程，等 . 布鲁菌性脊柱炎的诊疗分析 . 中国现代医生，2019，57（3）：23-25.

（赵昌松　整理）

笔记

病例 25
腰椎晚期布鲁杆菌性脊柱炎

📋 **病历摘要**

【基本信息】

患者，男性，54岁，主因"腰痛8个月，加重伴活动受限4个月"于2016年11月21日门诊入院。

现病史：患者入院8个月前无明显诱因出现腰痛，腰椎活动尚可，双下肢感觉、运动无异常，伴低热，体温最高38℃，呈波状热，间断反复发作。于当地医院就诊，被诊断为腰椎间盘突出，给予口服止痛药物治疗，腰痛及发热控制不佳。入院4个月前腰痛加重，腰椎活动明显受限，同时左足脚趾及踝背伸无力，行走困难。于北京某三甲医院就诊，检查后被诊断为布鲁杆菌病、布鲁杆菌性脊柱炎，给予多西环素、利福平口服治疗，发热消失，左足脚趾及踝背

笔记

伸无力较前好转，腰痛仍剧烈，腰椎活动明显受限。近来腰痛加重明显，翻身及行走困难，行走时身体歪斜。为进一步治疗于 2016 年 11 月 21 日来我院骨科门诊就诊，以"布鲁杆菌性脊柱炎"收入骨科治疗。患病以来患者精神、饮食、睡眠欠佳，大小便控制正常，无乏力、盗汗，体重无明显减轻，无夜间痛明显加重。

流行病学史：长期羊接触史。否认经常外出就餐，否认输血及血制品应用史，否认传染病患者密切接触史，预防接种史不详。

既往史：既往高血压病史，间断口服降压药物治疗，血压控制尚可。否认冠心病、糖尿病病史，否认其他传染病病史，否认食物、药物过敏史。否认手术史。

个人史：农民职业，无地方病疫区居住史，无传染病疫区生活史，无冶游史，无吸烟，偶饮酒，无嗜酒，适龄结婚，爱人及子女健康。

【体格检查】

体温 36.0℃，脉搏 68 次 / 分，呼吸 20 次 / 分，血压 152/80 mmHg。卧床，平车推入病房。心、肺、腹无异常。

骨科专科情况：被动体位。跛行，躯干向左侧倾斜。脊柱无畸形，皮肤无红肿、溃疡，腰椎生理曲度正常，椎旁肌肉无萎缩，双下肢肌肉无萎缩。约 L_4、L_5 棘突及椎旁压痛及叩痛，向左臀部放射。双下肢肌张力正常，左足背、左小腿外侧皮肤感觉减弱。左足踇趾及踝背伸肌力 4 级，其余下肢肌力 5 级。躯干皮肤感觉无减退。腰椎主动及被动活动受限。鞍区皮肤感觉正常，肛门括约肌收缩正常。双足背动脉搏动正常，双足趾末梢血运正常。屈颈试验阴性，双侧股神经牵拉试验阴性，双侧直腿抬高试验阴性。双侧膝腱反射、跟腱反射正常，双侧巴宾斯基征阴性，双踝阵挛、髌阵挛阴性。

【辅助检查】

实验室检查

布鲁杆菌抗体虎红平板凝集试验阳性。血培养：无细菌及真菌生长。结核抗体阴性。γ-干扰素释放试验正常。降钙素原 < 0.05 ng/mL。血常规：白细胞 4.03×10^9/L，中性粒细胞百分比 50.90%。C 反应蛋白 11.70 mg/L。红细胞沉降率 29 mm/h。

影像学检查

术前腰椎正侧位 X 线及腰椎 CT 平扫 + 三维重建 +VR：腰椎退变，骨质增生，腰椎生理曲度可，$L_{4\sim5}$ 椎间隙变窄，L_4 及 L_5 骨质破坏，以 L_4 椎体骨质破坏为重，前方窦道形成，延续至椎间隙（图 25-1）。

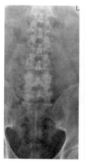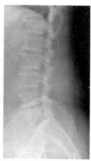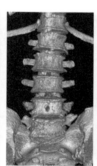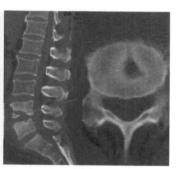

图 25-1 术前腰椎正侧位 X 线及腰椎 CT 平扫 + 三维重建 +VR

术前腰椎增强 MRI（图 25-2）：L_4、L_5 椎体骨质水肿、骨质破坏，L_4 椎体内窦道形成，周围脂肪间隙、两侧腰大肌、椎管内脓肿形成，增强扫描脓肿明显强化。腰椎椎体边缘骨质增生。T_2WI 腰椎间盘信号减低，$L_{2\sim3}$、$L_{3\sim4}$ 椎间盘膨出。脊髓未见异常信号。

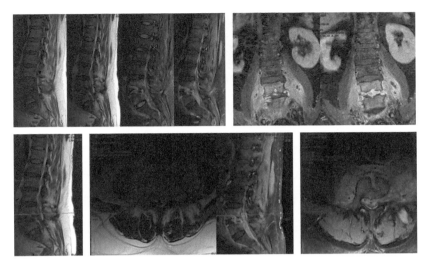

图 25-2　术前腰椎增强 MRI

【诊断】

诊断：布鲁杆菌性脊柱炎、布鲁杆菌病、高血压病。

诊断依据：①患者长期羊接触史。②既往高血压病史。③患者腰痛，曾有波状热。外院被诊断为布鲁杆菌性脊柱炎、布鲁杆菌病，并且抗布鲁杆菌病治疗有效。④查体示腰椎病变部位压叩痛，腰椎活动受限，左下肢有神经损害表现。⑤辅助检查：布鲁杆菌抗体虎红平板凝集试验阳性。结核抗体阴性。γ-干扰素释放试验正常。降钙素原 < 0.05 ng/mL。腰椎 MRI：$L_{4 \sim 5}$ 炎性改变，骨质破坏，椎管内及周围脓肿形成。

鉴别诊断：

（1）脊柱结核：患者病史较长，发热以午后低热为特点，有结核患者接触史，MRI 常显示更为明显的椎旁软组织影（ > 1 cm），界线清楚，常扩散至韧带下并伴有较重的脊柱畸形，椎体骨质破坏明显，常引起椎体塌陷，以胸椎多见。

（2）化脓性脊柱炎：通常全身和局部反应较重，没有布鲁杆菌性脊柱炎典型的间歇性午后高热及黏稠状的汗液，局部疼痛通常比布鲁杆菌性脊柱炎剧烈，椎间隙狭窄出现更早。

（3）椎体肿瘤：不易累及椎间盘，不伴有明显的骨质增生和韧带钙化，结合临床病史鉴别不难。

【治疗经过】

入院后完善检查，腰部制动保护，观察下肢感觉、肌力及大小便变化。请感染科会诊，根据会诊意见，给予头孢曲松静脉滴注及多西环素、利福平口服三联抗布鲁杆菌病治疗 2 周。于 2016 年 12 月 6 日在全麻下行椎间孔镜辅助下腰椎后路病灶清除减压内固定植骨融合术治疗。术中于左侧进入椎管及椎间隙，清除病灶及炎性组织，见左侧腰 5 神经根炎性刺激充血增粗，给予彻底减压。术中先脓腔内抽取脓液，然后脓腔内置入椎间孔镜进行清理及冲洗。可见脓液为淡红色浑浊液体，脓腔内可见炎性组织（图 25-3）。手术顺利，安返病房。术后继续抗布鲁杆菌病治疗，腰部制动保护。定期换药观察切口处情况，监测体温及炎性指标变化。加强监测。

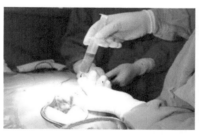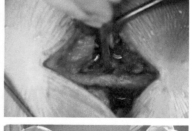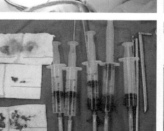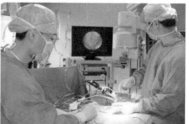

图 25-3 术中清创

　　患者术后恢复顺利，术后第 2 天腰痛症状明显缓解，术后 1 周可佩戴腰围支具下地行走。左足背、左小腿外侧皮肤感觉减弱较术前好转，左足姆趾及踝背伸肌力较术前有所恢复，仍为 4 级。术后病理 Giemsa 染色可见大量的小球杆状布鲁杆菌（×100）（图 25-4）。术后 RT-PCR 显示在第 26 个循环检测出布鲁杆菌 DNA。术后腰椎正侧位 X 线显示 $L_{4\sim5}$ 椎间隙高度得到恢复，内固定位置及长短合适（图 25-5）。术后 2 周后拆线，切口愈合良好，体温正常，血常规白细胞及中性粒细胞百分比正常，红细胞沉降率 25 mm/h，C 反应蛋白 1.2 mg/L，给予办理出院，返家后继续口服多西环素、利福平抗布鲁杆菌病治疗。

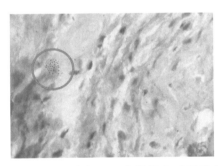

图 25-4　术后病理：Giemsa 染色可见大量的小球杆状布鲁杆菌（×100）

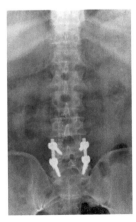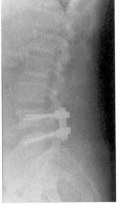

图 25-5　术后腰椎正侧位 X 线

【随访】

患者腰围支具佩戴 3 个月。术后 3 个月稍有腰痛，左足背、左小腿外侧皮肤感觉稍有减弱，左足踇趾及踝背伸肌力恢复至 4+ 级。术后 3 个月后逐渐恢复正常生活。术后 1 年复查无腰痛，偶有腰部术处不适，左足背、左小腿外侧皮肤感觉恢复正常，左足踇趾及踝背伸肌力恢复至 5– 级。切口无感染。X 线及 CT 显示腰椎术处内固定无松动、断裂、移位、拔出，L_4 及 L_5 骨破坏得到修复，腰椎布鲁杆菌性脊柱炎无复发（图 25-6）。

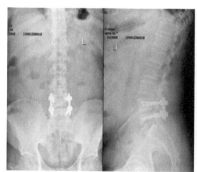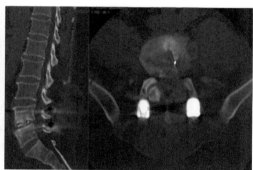

图 25-6 术后 1 年复查 X 线及 CT

病例分析

根据患者接触羊的流行病学史，临床表现、化验结果及影像学检查均符合腰椎布鲁杆菌性脊柱炎，不符合腰椎结核、化脓性脊柱炎、脊柱肿瘤，在患者入院后也请了感染科会诊，诊断考虑布鲁杆菌性脊柱炎、布鲁杆菌病。最终诊断依靠术后病理结果，且最后病理结果也证实了这一诊断。患者属于晚期腰椎布鲁杆菌性脊柱炎患者，病变椎间隙明显狭窄，骨质破坏较重，脊柱稳定性降低。不管手术与否，抗菌药物治疗在布鲁杆菌病治疗中起到很重要的作用，根据感染科会诊

笔记

意见，给予三联抗布鲁杆菌病治疗。患者腰痛剧烈，下地行走困难，下肢有神经损害表现，影像学检查显示为晚期病例，椎体破坏较明显，有脓肿形成，具有手术指征。晚期病例椎体破坏及椎间隙狭窄较明显，稳定性降低，术中需要很好的清理病灶组织，选择融合及内固定的手术方式。椎管内炎性组织对左侧神经根造成压迫，术中需要清理减压。很好地进行病灶清除，能有效地避免复发，保证手术效果。椎旁脓肿术中进行穿刺抽取脓液，使用椎间孔镜在可视下对炎性组织进一步清理，并进行很好的冲洗，达到更好清理的目的，以获得更好的手术效果。手术方式有前路、后路及前后路联合手术。前路手术清除病灶及脓液更彻底，但创伤大，出血多，容易损伤神经、血管、输尿管等重要结构，出现各种并发症。当前，后路手术技术已逐渐成熟，也能达到很好病灶清除的目的，并可以避免前路的一些手术风险。因此我们进行了椎间孔镜辅助下腰椎后路病灶清除、减压、内固定、植骨融合术治疗。患者出院以后需要继续抗布鲁杆菌药物治疗，时间最少 3 个月，并需要注意药物不良反应的出现。3 个月后根据红细胞沉降率、C 反应蛋白等炎性指标变化及临床表现，考虑是否继续进行药物治疗。

张强教授病例点评

目前公认诊断腰椎布鲁杆菌性脊柱炎的金标准为血培养及局部病理检查，但血培养经常表现为阴性。试管凝集试验对于确诊有很大帮助，但不是每个医院均能进行该项检查。虎红平板试验是常见的一项检查，主要用于筛查。若只有虎红平板试验阳性结果，诊断腰椎布鲁杆菌性脊柱炎需要结合流行病学史、临床表现及辅助检查综合判断，另外，也可以观察抗布鲁杆菌病治疗的效果。需与以下疾病鉴别诊断，主要包括腰椎结核、化脓性脊柱炎、脊柱肿瘤及真菌等少见的脊柱感染，特别需要排除脊柱结核。在临床上也有混合感染的出现，曾有脊柱结核合并布鲁杆菌感染的报道。最终诊断需要依靠病理。有的需要进行宏基因二代测序检查，以最终确诊致病原。内科抗感染治疗在治疗布鲁杆菌性脊柱炎方面为首选方案。即使有部分需要外科手术治疗的患者，也需要应用足量及联合抗生素抗感染治疗，在患者病情较为稳定后再考虑手术治疗。对于应用何种药物治疗，尚未达成一致，但均遵循长期、足量、联合、多途径给药的原则。根据我国卫生部 2012 年印发的《布鲁氏菌病诊疗指南（试行）》，我院对布鲁杆菌性脊柱炎患者采用的治疗方案为多西环素 + 利福平 + 喹诺酮类或三代头孢菌素药物，疗效满意。晚期病例患者病变椎体及间隙破坏较重，病灶需要很好的清理，需要进行融合内固定的手术方式。进行内固定可以重建脊柱的即刻稳定性，恢复脊柱生理曲度，维持病灶植骨的稳定，有利于病椎中央区或关节突间和横突间植骨融合，为脊柱融合和病灶的静止提供了一个良好的力学环境，在药物治疗作用下布鲁杆菌性脊柱炎静止直至最终愈合。脓腔内使用椎间孔镜进行清理，可以直视下病灶清除，观察病灶清理后的效果，并很好地进行冲洗，达到更好清理病灶的目的，以达到更好的手术效果。本例患者经过很好的抗生素抗布鲁杆菌病治疗，彻底的病灶清除及内固定的使用，获得了很好的恢复。

【参考文献】

1. 刘春，朱超，臧雨峰，等 . 57 例脊柱感染手术患者 NGS 检测分析 . 实用骨科杂志，2022，28（6）：509-511，536.

2. 中国防痨协会骨关节结核专业分会，中国华北骨结核联盟，中国西部骨结核

联盟 . 布鲁氏菌性脊柱炎诊断及治疗专家共识 . 中国防痨杂志，2022，44（6）：531-538.

3. 中华人民共和国卫生部 . 布鲁氏菌病诊疗指南（试行）. 传染病信息，2012，25（6）：323-324，359.

4. YANG X M，SHI W，MENG X Y，et al. The assessment of the clinical effect of the drug compatibility and course of treatment to the brucellar spondyliti. Surgical Science，2013，4（1）：92-99.

5. RAHIL A I，OTHMAN M，IBRAHIM W，et al. Brucellosis in Qatar：a retrospective cohort study. Qatar Med J，2014，2014（1）：25-30.

6. LI M，ZHOU X，LI J，et al. Real-time PCR assays for diagnosing brucellar spondylitis using formalin-fixed paraffin-embedded tissues. Medicine（Baltimore），2018，97（9）：e0062.

7. 曾兆清，王彬，李程，等 . 布鲁菌性脊柱炎的诊疗分析 . 中国现代医生，2019，57（3）：23-25.

（赵昌松　整理）

病例 26
"跳跃性"胸腰椎布鲁杆菌性脊柱炎

病历摘要

【基本信息】

患者，男性，67岁，主因"发热伴腰痛1年，加重伴左下肢麻木，行走困难1个月"于2019年4月25日门诊入院。

现病史：患者入院1年前无明显诱因出现发热，最高达39℃，伴有腰部疼痛，无下肢感觉、运动障碍，于当地医院就诊，实验室检查示布鲁杆菌凝集试验阳性，MRI示L_4、L_5椎体炎性改变，考虑布鲁杆菌性脊柱炎，给予口服多西环素和利福平治疗，患者发热和腰痛有所减轻。入院1个月前患者腰部疼痛加重，腰椎活动受限，伴左下肢麻木，需要卧床，无法下地行走。患者为进一步治疗来我院，门诊以"布鲁杆菌性脊柱炎"收住院。发病以来患者神清，饮食、睡眠可，大小便控制

笔记

正常，无乏力、盗汗，体重无明显减轻，无夜间疼痛明显加重。

流行病学史：曾接触过牛羊。否认经常外出就餐，否认输血及血制品应用史，否认传染病患者密切接触史，预防接种史不详。

既往史：否认高血压、冠心病、糖尿病病史，否认其他传染病病史，否认药物、食物过敏史，否认手术史。

个人史：出生于外地，个体职业，无地方病疫区居住史，无传染病疫区生活史，无冶游史，否认吸烟史及饮酒史，已婚，子女健康。

【体格检查】

体温 36.5 ℃，脉搏 80 次 / 分，呼吸 18 次 / 分，血压 130/80 mmHg。

全身皮肤黏膜颜色正常，无淤斑，全身浅表淋巴结未见肿大，双侧甲状腺未及肿大，双肺呼吸音清，未闻及干湿啰音及胸膜摩擦音，心律齐，各瓣膜区未闻及病理性杂音，无腹胀，肠鸣音正常。

骨科专科情况：脊柱区皮肤正常，被动体位，平车推入病房，脊柱无畸形，腰椎生理弯曲尚可，椎旁肌肉无萎缩，双下肢肌肉无萎缩。$L_{4 \sim 5}$ 中央区有深压痛及叩痛，无下肢放射痛。双下肢肌张力正常。左小腿外侧感觉减退，躯体平面皮肤感觉无减退。腰椎主动及被动活动受限。双踝关节背伸功能正常，双踝关节跖屈功能正常。左足跗背伸肌力 4 级，其余肌力正常。双踝关节外翻活动正常。双股神经牵拉试验阴性，双侧直腿抬高试验阴性。双侧膝腱反射、跟腱反射正常存在。双侧巴宾斯基征阴性，双侧踝阵挛、髌阵挛阴性。

【辅助检查】

实验室检查

白细胞 5.80×10^9/L，中性粒细胞百分比 78.51%，血红蛋白 125 g/L，C 反应蛋白 45 mg/L，红细胞沉降率 34 mm/h，布鲁杆菌抗体虎红平板凝集试验阳性，结核抗体阴性，γ - 干扰素释放试验正常，降钙素原＜ 0.05 ng/mL。

影像学检查

术前胸腰椎 X 线及 CT：T_{12} ～ L_1、$L_{4 \sim 5}$ 椎间隙变窄，前缘可见骨赘，椎体相对缘骨质破坏，骨质密度增高（图 26-1）。

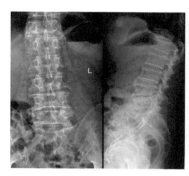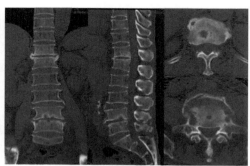

图 26-1 术前胸腰椎 X 线及 CT

术前胸腰椎 MRI：矢状位 MRI 显示 T_{12} ～ L_1、$L_{4 \sim 5}$ 椎体及椎间盘炎性改变，相应椎间隙变窄；轴位 MRI 显示椎体相对缘及椎间盘破坏，$L_{4 \sim 5}$ 椎管内硬膜外可见脓肿，硬膜囊及神经根受压（图 26-2）。

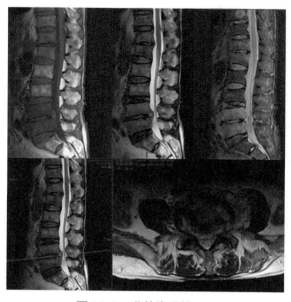

图 26-2 术前胸腰椎 MRI

【诊断】

诊断：布鲁杆菌性脊柱炎、布鲁杆菌病。

诊断依据：①老年男性，有明确流行病学史。②主因"发热伴腰痛1年，加重伴左下肢麻木，行走困难1个月"入院。③查体：被动体位，平车推入病房，脊柱无畸形，腰椎生理弯曲尚可，椎旁肌肉无萎缩。$L_{4\sim5}$ 中央区有深压痛及叩痛，无下肢放射痛。双下肢肌张力正常。左小腿外侧感觉减退，躯体平面皮肤感觉无减退。腰椎主动及被动活动受限。左足踇背伸肌力4级，其余肌力正常。双股神经牵拉试验阴性，双侧直腿抬高试验阴性。双侧巴宾斯基征阴性。④辅助检查：白细胞 5.80×10^9/L，中性粒细胞百分比 78.51%，血红蛋白 125 g/L，C 反应蛋白 45 mg/L，红细胞沉降率 34 mm/h，布鲁杆菌抗体虎红平板凝集试验阳性，结核抗体阴性，γ-干扰素释放试验正常，降钙素原＜ 0.05 ng/mL。矢状位 MRI 显示 $T_{12}\sim L_1$、$L_{4\sim5}$ 椎体及椎间盘炎性改变，相应椎间隙变窄；轴位 MRI 显示椎体相对缘及椎间盘破坏，$L_{4\sim5}$ 椎管内硬膜外可见脓肿，硬膜囊及神经根受压。

鉴别诊断：

（1）脊柱结核：病史较长，发热以午后低热为特点，有结核患者接触史，MRI 常显示更为明显的椎旁软组织影（＞1 cm），界线清楚，常扩散至韧带下并伴有较重的脊柱畸形，椎体骨质破坏明显，常引起椎体塌陷，以胸椎多见。

（2）化脓性脊柱炎：通常全身和局部反应较重，没有布鲁杆菌性脊柱炎典型的间歇性午后高热及黏稠状的汗液，局部疼痛通常比布鲁杆菌性脊柱炎剧烈，影像学检查示椎体破坏比布鲁杆菌性脊柱炎更早、更严重。

（3）椎体肿瘤：不易累及椎间盘，不伴有明显的骨质增生和韧带钙化，结合临床病史鉴别不难。

【治疗经过】

入院后完善检查，初步诊断为布鲁杆菌性脊柱炎，胸腰部脊柱制动保护，观察四肢感觉、肌力及大小便变化。感染科会诊，给予口服多西环素和利福平胶囊，静脉滴注头孢曲松，为期2周的抗布鲁杆菌感染治疗，观察炎性指标变化。于2019年5月7日在全麻下行 $T_{12} \sim L_1$ 及 $L_{4 \sim 5}$ 后路病灶清除、减压、内固定、植骨融合术（图26-3）。手术顺利，安返病房。术后继续抗布鲁杆菌感染治疗。胸腰部支具制动保护，定期换药观察切口处情况，监测体温及炎性指标变化。

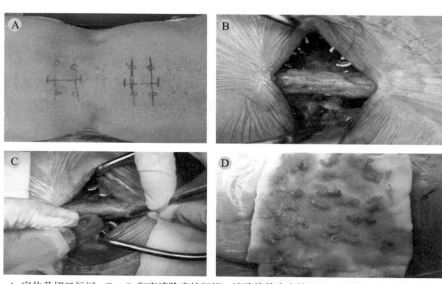

A. 定位及切口标记；B、C. 彻底清除病灶组织，清除椎管内炎性组织，彻底减压，反复冲洗；
D. 清理取出的炎性组织。

图 26-3 术中情况

患者术后恢复顺利。术后48小时拔除引流管。术后第7日佩戴胸腰部支具下地行走，腰部疼痛明显减轻，左下肢无麻木，左小腿外侧感觉恢复正常，左足姆背伸肌力4+级。术中病灶送检细菌培养回报无细菌及真菌生长。术后病理 Giemsa 染色可见大量的小球杆状布鲁杆菌（×100）（图 26-4）。病灶 RT-PCR 在第 28 个循环检测出布鲁杆菌 DNA。术后复查腰椎正侧位 X 线显示 T_{12} ~ L_1 及 $L_{4~5}$ 椎间隙高度得到恢复，内固定位置及长短合适（图 26-5）。术后 14 日后拆线，切口愈合良好，体温正常，血常规白细胞及中性粒细胞百分比正常，红细胞沉降率、C 反应蛋白恢复正常，给予办理出院，返家后继续口服多西环素、利福平抗布鲁杆菌感染治疗。

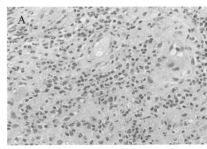
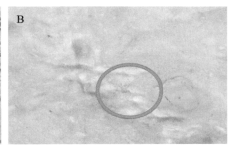

A. HE 染色，髓核可见中性粒、单核等炎性细胞浸润（光镜，×40）；B. Giemsa 染色，可见大量的小球杆状布鲁杆菌（×100）。

图 26-4   术后病理

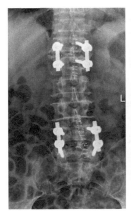
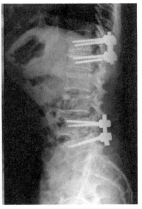

图 26-5   术后复查腰椎正侧位 X 线

【随访】

术后胸腰围支具佩戴 3 个月，腰痛基本消失，左下肢无麻木，左小腿外侧感觉恢复正常，左足姆背伸肌力恢复正常。去胸腰椎支具后逐渐恢复正常生活。出院后继续多西环素、利福平口服抗布鲁杆菌病治疗半年，红细胞沉降率及C反应蛋白正常。术后12个月复查，腰部活动略有僵硬感，腰椎活动正常，病情无反复，胸腰椎布鲁杆菌性脊柱炎无复发。

病例分析

该患者为老年男性，入院后初步诊断为布鲁杆菌性脊柱炎，最后诊断依据病理结果。该病特点为多段、"跳跃性"感染。在颈椎、胸椎及腰椎不同椎体多段感染的患者，如果术前影像学检查时不注意，患者症状、体征不明显，很容易漏诊。该患者有明确的流行病学史，通过入院后详细的实验室检查及影像学检查，诊断并无困难，但这种感染病变范围广、椎体破坏数目多、脊柱稳定性差，所以手术治疗中需实施多节段、多部位手术，故具有更高的手术风险和难度。通过术前严格的术前评估、围手术期治疗，我们通过一期手术，行 $T_{12} \sim L_1$ 及 $L_{4\sim5}$ 后路病灶清除、减压、内固定、植骨融合术治疗。一期手术可以更快解除患者痛苦，减少二次手术带给患者的精神及经济负担。术中先清理感染及破坏较为严重的节段，再清理其他节段，减少感染扩散。术中进行有效的减压，清除椎管内炎性组织，这对于患者病情的恢复及避免以后复发都起到关键的作用。术后患者病情缓解，无并发症发生，顺利出院。术后继续口服药物抗布鲁杆菌性脊柱炎半年，术后1年复查病情无反复，病变无复发，红细胞沉降率及C反应蛋白正常。

📋 赵昌松教授病例点评

目前，多数研究发现脊柱结核病灶可呈"跳跃性"分布，很少有布鲁杆菌性脊柱炎呈"跳跃性"分布的报道，大部分为个案。薛明等通过研究认为布鲁杆菌性脊柱炎可侵犯脊柱任何部位，其中腰椎最常见，主要表现为两个椎体受累，但对 57 例布鲁杆菌性脊柱炎患者进行回顾性分析发现 4 例呈"跳跃性"分布，占 7%。由于"跳跃性"布鲁杆菌性脊柱炎的病灶在两处或两处以上，每处病灶之间有正常的椎体或椎间盘隔开，病变范围广，椎体破坏数目多，脊柱稳定性差，所以治疗起来更为棘手。目前，尚无专门针对"跳跃性"布鲁杆菌性脊柱炎的研究报道。近些年，随着对布鲁杆菌性脊柱炎研究的不断深入，大多数研究者认为，当药物治疗效果不佳时，应该积极手术，通过手术清除病灶、重建脊柱稳定，进而缓解疼痛、促进神经功能恢复。临床上有不少专门关于"跳跃性"脊柱结核的研究报道，通过对其临床特点、手术适应证、手术方式等进行研究探讨，认为"跳跃性"脊柱结核神经功能损害的发生率更高，在手术治疗中需实施多节段、多部位手术，故具有更高的手术风险和难度。布鲁杆菌性脊柱炎与脊柱结核有很多相似之处，治疗原则可参照多节段脊柱结核，能同时处理的病灶尽量一期同时处理，对于脊髓或神经受压的部位和局部破坏严重、脊柱稳定性较差的部位应优先处理。本病例就是 $T_{12} \sim L_1$ 及 $L_{4 \sim 5}$ "跳跃性"布鲁杆菌感染，感染的两个节段椎体均明显被破坏。我们遵循了能同时处理的病灶尽量一期同时处理的原则，一期同时进行了两个感染的节段的病灶清除、减压、内固定、植骨融合术。术中彻底清除了病灶，解除了脊髓及神经根受压，重建了脊柱稳定性。术后患者腰背部疼痛明显缓

笔记

解，左下肢麻木消失，感觉恢复正常，很快就佩戴胸腰围支具恢复了下地活动。再加上联合、规律、足量的抗布鲁杆菌治疗，患者术后得到了较好的治疗，未再复发，恢复了正常生活。

【参考文献】

1. 薛明，谢汝明. 布氏杆菌脊柱炎的 MRI 诊断. 临床放射学杂志，2017，36（9）：1307-1310.

2. PENG N，YANG M Z，YIN X H，et al. Surgical management for lumbar brucella spondylitis：posterior versus anterior approaches. Medicine（Baltimore），2021，100（21）：e26076.

3. ZHAO R，DING R，ZHANG Q. Safety and efficacy of polyetheretherketone（PEEK）cages in combination with one-stage posterior debridement and instrumentation in lumbar Brucella spondylitis. Clin Neurol Neurosurg，2020，199：106259.

4. 李志琳，杨成伟，窦强，等. 布鲁杆菌性脊柱炎的诊断与治疗（附 102 例病例报告）. 脊柱外科杂志，2020，18（2）：88-92.

5. 王麓山，王文军，晏怡果，等. 分节段植骨内固定治疗跳跃性胸腰椎结核. 中南医学科学杂志，2012，40（2）：164-167.

6. 张涛，王世勇，屈涛，等. 一期病灶清除植骨融合内固定治疗跳跃性胸腰椎结核. 临床骨科杂志，2015，18（4）：385-389.

7. 吴旻昊，夏成林，闫飞飞，等. 跳跃性非典型脊柱结核的临床诊断与治疗. 中国脊柱脊髓杂志，2018，28（1）：83-87.

（权学民　整理）

病例 27
被误诊为骨折行手术治疗的腰椎布鲁杆菌性脊柱炎

病历摘要

【基本信息】

患者，女性，62 岁，主因"间断发热、腰痛 1 年，加重伴影响行走 2 个月"于 2017 年 12 月 21 日门诊入院。

现病史：患者入院 1 年前无明显诱因于 16 时左右出现寒战发热，偶伴有剧烈腰痛，未测体温，自行卧床约 10 分钟寒战发热消失，腰痛缓解。以后间断出现低热及腰痛病情，可自行缓解，未在意。9 个月前轻微摔伤后腰骶部剧烈疼痛 1 周，休息后缓解不明显，期间无发热，无盗汗。患者到当地医院就诊，腰椎 X 线显示腰椎侧弯，生理曲度变直，L_4 椎体楔形变，椎体边缘骨赘形成。MRI 显示 L_4 椎体异常信号、楔形变，长 T_1、长 T_2 信号。入院后诊断为腰椎骨质疏

215

松性压缩骨折，行骨质疏松性椎体压缩骨折球囊扩张椎体后凸成形术，术后腰骶部疼痛有减轻。但出院第 4 天患者出现低热，腰痛症状再次加重。以后间断出现低热，于当地诊所就诊，考虑感冒，给予输液治疗，腰痛考虑腰椎术后后遗症。患者腰部疼痛为持续性，而且进行性加重。入院 2 个月前腰部疼痛剧烈，腰部活动明显受限，并双下肢疼痛，左下肢疼痛更明显，需要卧床。患者遂于 2017 年 11 月 21 日前往我院感染科就诊，给予实验室检查，被诊断为布鲁杆菌病，给予抗布鲁杆菌感染治疗 1 个月。患者发热逐渐消失，腰腿痛病情改善不明显。遂于我科门诊就诊，给予腰椎 MRI 等检查，以"布鲁杆菌性脊柱炎"收住院进一步治疗。病程中患者神清，饮食、睡眠可，大小便控制正常，无乏力、盗汗，体重无明显减轻，无夜间疼痛明显加重等情况。

流行病学史：1 年前吃羊肉史，接触过刚出生的死羊，之后曾赶集买过羊肉并食用。其爱人曾被诊断为布鲁杆菌性脊柱炎，并于我科行手术治疗。否认经常外出就餐，否认输血及血制品应用史，否认传染病患者密切接触史，预防接种史不详。

既往史：否认高血压、冠心病、糖尿病病史，否认其他传染病病史，否认药物、食物过敏史。

个人史：出生于本地，教师职业，已退休。无地方病疫区居住史，无传染病疫区生活史，无冶游史，否认吸烟史及饮酒史，已婚，子女健康。

【体格检查】

体温 36.5℃，脉搏 80 次 / 分，呼吸 18 次 / 分，血压 120/80 mmHg。

全身皮肤黏膜颜色正常，无淤斑，全身浅表淋巴结未见肿大，双侧甲状腺未及肿大，双肺呼吸音清，未闻及干湿啰音及胸膜摩擦音，心律齐，各瓣膜区未闻及病理性杂音，无腹胀，肠鸣音正常。

骨科专科情况：脊柱区皮肤正常，被动体位，平车推入病房，脊柱无畸形，腰椎生理弯曲尚可，椎旁肌肉无萎缩，双下肢肌肉无萎缩。$L_{4\sim5}$ 中央区有深压痛及叩痛，无下肢放射痛。双下肢肌张力正常。双下肢皮肤感觉正常，躯体平面皮肤感觉无减退。腰椎主动及被动活动受限。双踝关节背伸功能正常，双踝关节跖屈功能正常，双踝关节外翻活动正常。双足拇背伸肌力 5 级。屈颈试验阴性，双股神经牵拉试验阴性，双侧直腿抬高试验阴性。双侧膝腱反射、跟腱反射正常存在，双侧巴宾斯基征阴性，双侧踝阵挛、髌阵挛阴性。

【辅助检查】

实验室检查

白细胞 3.80×10^9/L，中性粒细胞百分比 85.51%，血红蛋白 137 g/L，C 反应蛋白 25.8 mg/L，红细胞沉降率 20 mm/h，布鲁杆菌抗体虎红平板凝集试验阳性，结核抗体阴性，γ-干扰素释放试验正常，降钙素原 < 0.05 ng/mL。

影像学检查

外院术前腰椎正侧位 X 线（图 27-1A、图 27-1B）：腰椎退变，骨质增生，L_4 椎体呈楔形变化。

外院术前腰椎 MRI（图 27-1C ～ 图 27-1E）：L_4 椎体 T_1 像显示低信号，T_2 像显示混合强度信号，T_2 压脂像显示高信号。

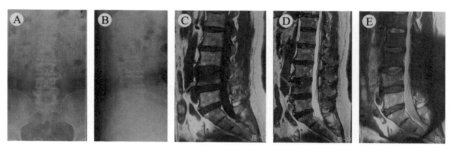

图 27-1 外院术前腰椎正侧位 X 线（A、B）及腰椎 MRI（C～E）

外院行球囊扩张椎体后凸成形术后腰椎正侧位 X 线：L_4 椎体可见骨水泥影像（图 27-2A、图 27-2B）。

入我院后术前腰椎正侧位 X 线：L_4 椎体可见骨水泥影像，$L_{3\sim4}$ 椎间隙变窄，模糊，前缘骨质增生（图 27-2C、图 27-2D）。

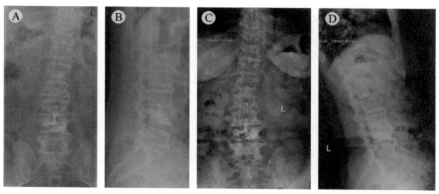

图 27-2 外院术后（A、B）及我院术前（C、D）腰椎正侧位 X 线

入我院后术前腰椎 CT（图 27-3A～图 27-3D）：L_3、L_4 和 L_5 椎体多发性骨破坏性改变，椎体边缘骨赘形成，L_4 椎体内可见骨水泥影像。

入我院后术前腰椎 MRI（图 27-3E～图 27-3H）：$L_{3\sim5}$ 椎体及椎间盘炎性改变，椎管内和椎旁脓肿形成，硬膜囊及神经根受压。

笔记

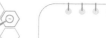

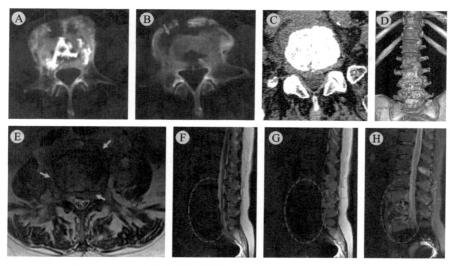

图 27-3　入我院后术前腰椎 CT（A～D）及 MRI（E～H）

【诊断】

诊断：布鲁杆菌性脊柱炎、布鲁杆菌病、L₄ 椎体术后。

诊断依据：①老年女性，有明确流行病学史；②主因"间断发热、腰痛 1 年，加重伴影响行走 2 个月"入院；③既往 9 个月前外院诊断为腰椎骨质疏松性压缩骨折，行骨质疏松性椎体压缩骨折球囊扩张椎体后凸成形术；④查体：$L_{4\sim5}$ 中央区有深压痛及叩痛，无下肢放射痛，腰椎主动及被动活动受限，双下肢感觉、肌力正常，双侧直腿抬高试验阴性，病理征阴性；⑤辅助检查：白细胞 3.80×10^9/L，中性粒细胞百分比 85.51%，血红蛋白 137 g/L，C 反应蛋白 25.8 mg/L，红细胞沉降率 20 mm/h，布鲁杆菌抗体虎红平板凝集试验阳性，结核抗体阴性，γ- 干扰素释放试验正常，降钙素原 < 0.05 ng/mL。外院术前腰椎正侧位 X 线显示腰椎退变，骨质增生，L₄ 椎体呈楔形变化。外院术前腰椎 MRI 显示 L₄ 椎体 T₁ 像显示低信号，T₂ 像显示混合强度信号，T₂ 压脂像显示高信号。入我院后术前腰椎 CT 显示 L₃、L₄ 和 L₅ 椎体多发性骨破坏性改变，椎体边缘骨赘形成，L₄ 椎体内可见

骨水泥影像。入我院后术前腰椎 MRI 显示 $L_{3\sim5}$ 椎体及椎间盘炎性改变，椎管内和椎旁脓肿形成，硬膜囊及神经根受压。

鉴别诊断：

（1）脊柱结核：病史较长，发热以午后低热为特点，有结核患者接触史，MRI 常显示更为明显的椎旁软组织影（＞1 cm），界线清楚，常扩散至韧带下并伴有较重的脊柱畸形，椎体骨质破坏明显，常引起椎体塌陷，以胸椎多见。

（2）化脓性脊柱炎：通常全身和局部反应较重，没有布鲁杆菌性脊柱炎典型的间歇性午后高热及黏稠状的汗液，局部疼痛通常比布鲁杆菌性脊柱炎剧烈，影像学检查示椎体破坏比布鲁杆菌性脊柱炎更早、更严重。

（3）椎体肿瘤：不易累及椎间盘，不伴有明显的骨质增生和韧带钙化，结合临床病史鉴别不难。

【治疗经过】

入院后完善检查，根据现有资料，初步诊断为布鲁杆菌性脊柱炎、布鲁杆菌病、L_4 椎体术后，明确诊断需要结合病理结果。给予腰部制动保护，观察四肢感觉、肌力及大小便变化。入我科前感染科已给予为期 1 个月的抗布鲁杆菌感染治疗，入我科后继续给予口服多西环素和利福平胶囊，静脉滴注头孢曲松，观察炎性指标变化。于 2017 年 12 月 28 日在全麻下行腰椎后路病灶清除、减压、内固定、植骨融合术（图 27-4），术中进行 $L_{3\sim4}$ 及 $L_{4\sim5}$ 病灶清除，并进行减压，清除椎管内炎性组织，解除神经压迫。手术顺利，安返病房。术后继续抗布鲁杆菌感染治疗。腰部支具制动保护，定期换药观察切口处情况，监测体温及炎性指标变化。

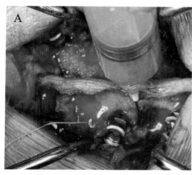
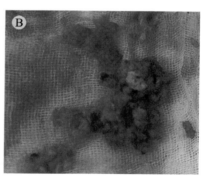

A. 术中椎间隙穿刺，可抽出少量脓性液体；B. 术中收集了 $L_{3\sim4}$ 和 $L_{4\sim5}$ 水平的椎间盘病灶组织和少量骨水泥。

图 27-4　术中情况

患者术后恢复顺利。术后 48 小时拔除引流管。术后第 7 日佩戴腰部支具下地行走，腰部疼痛明显减轻，双下肢疼痛消失。术中病灶送检细菌培养回报无细菌及真菌生长。术后病理 Giemsa 染色可见大量的小球杆状布鲁杆菌（图 27-5）。病灶 RT-PCR 在第 28 个循环检测出布鲁杆菌 DNA。术后第 3 日腰椎正侧位 X 线显示 $L_{3\sim5}$ 内固定术后改变，6 枚椎弓根螺钉及 2 枚纵向连接杆固定，$L_{3\sim4}$ 及 $L_{4\sim5}$ 各可见 Cage 1 枚，内固定位置及长短合适（图 27-6A、图 27-6B）。术后 14 日后拆线，切口愈合良好，体温正常，血常规白细胞及中性粒细胞百分比正常，红细胞沉降率、C 反应蛋白恢复正常，给予办理出院，返家后继续口服多西环素、利福平抗布鲁杆菌感染治疗。

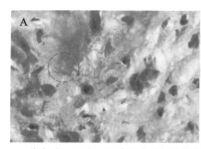
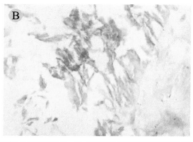

A. Giemsa 染色（×100）可见大量小球杆状布鲁杆菌（红圈内）；B. 结核分枝杆菌抗酸染色阴性。

图 27-5　术后病理

【随访】

术后腰围支具佩戴 3 个月。去腰围后逐渐恢复正常生活。术后
3 个月复查腰痛基本消失，双下肢无疼痛，肌力、感觉正常；复查腰
椎正侧位 X 线显示腰椎内固定无明显松动、断裂、移位、拔出，椎
间隙高度维持良好（图 27-6C、图 27-6D）。出院后继续多西环素、
利福平口服抗布鲁杆菌感染治疗半年，红细胞沉降率及 C 反应蛋白
正常。术后 1 年复查无腰痛，腰部略有不适感，腰部活动时略有僵
硬感，活动度可，行走正常，双下肢肌力感觉正常。术后 1 年复查
腰椎 CT 显示各椎弓根螺钉位置好，病变椎体骨破坏术后得到恢复
（图 27-7A、图 27-7B）。复查腰椎 MRI 显示神经得到很好的减压，
病变无复发（图 27-7E ～图 27-7H）。红细胞沉降率及 C 反应蛋白正
常。

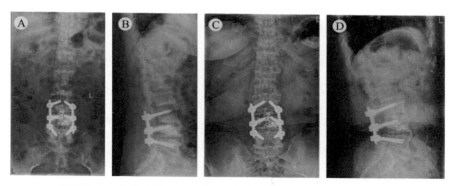

图 27-6　术后 3 天（A、B）及术后 3 个月（C、D）腰椎 X 线

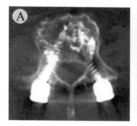
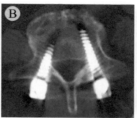
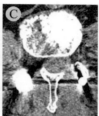
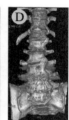

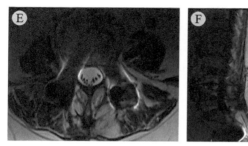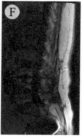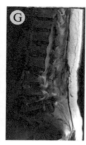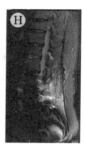

图 27-7　术后 1 年复查腰椎 CT（A ～ D）及腰椎 MRI（E ～ H）

病例分析

　　该患者为老年女性，是布鲁杆菌性脊柱炎误诊为脊椎压缩骨折的病例。患者在外伤前有间断低热及腰痛病史，因病情不重，自行恢复，未被重视。患者轻微摔伤后引起明显腰痛，活动受限，但期间无发热及盗汗等症状，而且患者有轻微摔伤史，很容易让医务人员向创伤方面考虑，入院检查又无明显感染证据，再加上患者摔伤时布鲁杆菌性脊柱炎的 MRI 表现也不是特别典型，这导致第一次外伤后诊断指向腰椎压缩骨折。误诊的结果直接影响患者治疗方案的选择，给予患者骨质疏松性椎体压缩骨折球囊扩张椎体后凸成形术治疗。术后患者曾短时间腰痛减轻，但之后间断低热，腰痛逐渐加重，并出现下肢疼痛，影响行走，让患者承受了更多痛苦。到我院后详细询问病史，患者有流行病学史，接触过羊，而且其家属曾确诊过布鲁杆菌性脊柱炎，并且患者存在发热，化验后感染科诊断了布鲁杆菌病，我科也正确诊断了布鲁杆菌性脊柱炎。感染科明确诊断，并给予了正规药物治疗，患者发热消失，但腰腿痛病情未见明显缓解，我们进行再次手术，全麻下行腰椎后路病灶清除、减压、内固定、植骨融合术。术后患者病情得到很好的恢复，无并发症发生，顺利出院。术后 1 年复查病情无复发，红细胞沉降率及 C 反应蛋白正常。

赵昌松教授病例点评

椎体后凸成形术或椎体成形术后的椎体感染并不常见，椎体后凸成形术后的椎体感染有三种原因：椎体感染误诊为骨质疏松或并发骨质疏松和椎体感染；手术引起的感染；血液细菌传播引起的感染。椎体压缩骨折诊断到术后感染诊断之间的时间间隔越短，术前发生感染的可能性就越大。椎体骨质疏松性压缩性骨折更常见于胸腰椎段，而 L_4 椎体相对少见。因此，对于非典型的腰椎压缩骨折患者，术前应进行进一步的检查和评估，要仔细询问病史、流行病学史、有无发热及腰痛等信息，术前要检测相关试验及炎性标志物，排除全身或局部感染，病理检查排除椎体感染及转移性肿瘤，术后出现不明原因发热或复发性腰痛时，也应考虑感染性脊柱炎。布鲁杆菌性脊柱炎往往形成椎体周围脓肿及椎体骨质破坏，但形成压缩骨折罕有报道。当在第一家医院诊断为腰椎压缩骨折时，该患者很可能处于布鲁杆菌病的早期，因为她的血液检测指标正常，椎体后凸成形术后又出现间断低热及腰痛进行性加重。意外创伤或手术创伤后病椎更容易被布鲁杆菌感染，这就能解释了为什么本病例在椎体后凸成形术的手术部位发生了布鲁杆菌性脊柱炎伴椎管内脓肿。脊柱感染治疗的原则包括病变清创、减压、内固定、畸形矫正和骨移植融合。因为椎体后凸成形术的骨水泥是通过椎弓根注射的，它的使用会影响到椎弓根螺钉的植入。然而，考虑到减压手术会破坏脊柱稳定性，椎体间融合后能获得很好的稳定性，以利于炎症消散和缓解腰痛病情，我们还是在 L_4 椎体双侧给予椎弓根螺钉固定。L_4 椎体的固定提供了一个更稳定的环境，促进炎症吸收、病灶修复和椎体间融合的稳定性，最后患者获得了很好的恢复。

【参考文献】

1. ABDELRAHMAN H，SIAM A E，SHAWKY A，et al. Infection after vertebroplasty or kyphoplasty. A series of nine cases and review of literature. Spine J，2013，13（12）：1809-1817.

2. ZOU M X，WANG X B，LI J，et al. Spinal tuberculosis of the lumbar spine after percutaneous vertebral augmentation（vertebroplasty or kyphoplasty）. Spine J，2015，15（6）：e1-e6.

3. GE C Y，HE L M，ZHENG Y H，et al. Tuberculous spondylitis following kyphoplasty：a case report and review of the literature. Medicine，2016，95（11）：e2940.

4. BOUVRESSE S，CHIRAS J，BRICAIRE F，et al. Pott's disease occurring after percutaneous vertebroplasty：an unusual illustration of the principle of locus minoris resistentiae. J Infect，2006，53（6）：e251-e253.

5. FARMAND D，VALDEZ M C，MOOSAVI L，et al. Locus minoris resistentiae：two cases of malignant metastasis and review of literature. J Investig Med High Impact Case Rep，2021，9：2324709621997248.

6. SHERPA N，SHAH R，NORDSTROM B，et al. Locus minoris resistentiae in coccidioidomycosis：a case series. J Investig Med High Impact Case Rep，2019，7：2324709619858110.

（权学民　整理）

病例 28
腰椎化脓性脊柱炎

病历摘要

【基本信息】

患者，女性，72岁，主因"经皮腰椎间盘髓核切吸术后腰痛、活动受限7天"于2016年9月22日门诊入院。

现病史：患者半年前开始无明显诱因出现腰痛，休息后腰痛缓解。以后腰痛反复发作，逐渐加重伴向右臀部放射痛，于我院就诊，诊断为腰椎间盘突出症，药物治疗病情缓解不明显。入院后给予经皮腰椎间盘髓核切吸术治疗，术后患者腰痛及右臀部放射痛症状明显缓解，站立及行走时症状无反复。术后第3天患者因便秘蹲坐时间较长，腰痛复发，疼痛部位与术前相同，腰部局部有压痛，无下肢放射痛，对症治疗后腰痛减轻，患者出院。返家后腰痛持续存在，无发热，自行对症治疗，腰痛逐渐加重。术后第 10 天患者再次来到医院时，已行走困难，腰痛阵发性加重，且诉较术前明显加重。门诊医生给予复查腰椎 MRI 示 L_4 椎体终板、前上缘，$L_{3 \sim 4}$ 椎间盘可见异常信号。为进一步诊治，收入骨科病房。病程中，患者神志清楚，精神差，饮食和睡眠不佳，大小便正常。无头痛，无恶心、呕吐，无胸腹部不适，无意识障碍，近期体重无减轻。

既往史：有高血压病史，口服降压药，血压控制良好。有消化道溃疡病史，药物治疗，控制可。否认冠心病、糖尿病病史，否认其他传染病病史，否认药物、食物过敏史。

个人史：出生于本市，教师职业，已退休。无牛羊类接触史。无地方病疫区居住史，无传染病疫区生活史，无冶游史，否认吸烟史及饮酒史，已婚，子女健康。

【体格检查】

体温 36.5℃，脉搏 80 次 / 分，呼吸 18 次 / 分，血压 130/80 mmHg。

全身皮肤黏膜颜色正常，无淤斑，全身浅表淋巴结未见肿大，双侧甲状腺未及肿大，双肺呼吸音清，未闻及干湿啰音及胸膜摩擦音，心律齐，各瓣膜区未闻及病理性杂音，无腹胀，肠鸣音正常。

骨科专科情况：轮椅推入医院，行走困难。胸腰背部皮肤无瘢痕，无破溃，$L_{3 \sim 5}$ 椎体棘突及棘突旁压痛，向右臀部及髋部放射。双下肢肌张力正常。双下肢感觉正常，躯体平面皮肤感觉无减退。腰椎活动受限。左股四头肌、胫前肌及足踇趾背伸肌力 4 级，其余下肢肌力正常。双侧膝腱反射及跟腱反射减弱。双侧巴宾斯基征阴性，双踝阵挛、髌阵挛阴性。

【辅助检查】

实验室检查

白细胞 10.81×10^9/L，中性粒细胞百分比 82.41%，C 反应蛋白 33.50 mg/L，红细胞沉降率 59.00 mm/h。血培养：表皮葡萄球菌生长。

影像学检查

入院时自带腰椎正侧位 X 线片：腰椎生理弯曲尚可，腰椎退变，骨质增生（图 28-1）。

入院时自带腰椎 MRI：L_4 椎体终板、前上缘，$L_{3 \sim 4}$ 椎间盘可见异常信号（图 28-2）。

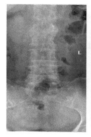
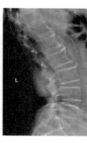
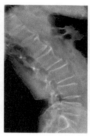
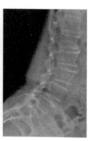

图 28-1　入院时自带腰椎正侧位 X 线片

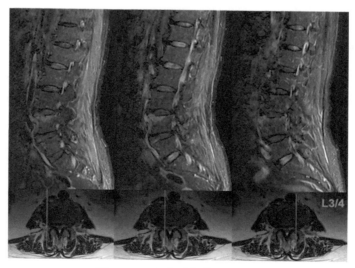

图 28-2　入院时自带腰椎 MRI

【诊断】

诊断：化脓性脊柱炎、经皮腰椎间盘髓核切吸术后、高血压病、消化道溃疡。

诊断依据：①老年女性，无明显流行病学史。②主因"经皮腰椎间盘髓核切吸术后腰痛、活动受限 7 天"入院。③既往有高血压、消化道溃疡病史。④查体：轮椅推入医院，行走困难。胸腰背部皮肤无破溃，$L_{3\sim5}$ 椎体棘突及棘突旁压痛，向右臀部及髋部放射。双下肢肌张力正常。双下肢感觉正常。腰椎活动受限。左股四头肌、胫前肌及足踇趾背伸肌力 4 级。双侧膝腱反射及跟腱反射减弱。双侧巴宾斯基征阴性。⑤辅助检查：白细胞 10.81×10^9/L，中性粒细胞百分比 82.41%，C 反应蛋白 33.50 mg/L，红细胞沉降率 59.00 mm/h。血培养：表皮葡萄球菌生长。腰椎 MRI 显示 L_4 椎体终板、前上缘，$L_{3\sim4}$ 椎间盘可见异常信号。

鉴别诊断：

（1）脊柱结核：病史较长，发热以午后低热为特点，有结核患者接触史，MRI 常显示更为明显的椎旁软组织影（＞1 cm），界线清楚，常扩散至韧带下并伴有较重的脊柱畸形，椎体骨质破坏明显，常引起椎体塌陷，以胸椎多见。

（2）布鲁杆菌性脊柱炎：一般有流行病学史，典型的间歇性午后高热及黏稠状的汗液，腰痛。发病隐匿，病程缓慢，影像学检查示病变处椎体有"鸟嘴样"增生改变，破坏椎体呈"花边椎"变化，椎体破坏比其他化脓性脊柱炎轻。

（3）椎体肿瘤：不易累及椎间盘，不伴有明显的骨质增生和韧带钙化，结合临床病史鉴别不难。

【治疗经过】

入院后完善检查，明确诊断，腰部支具制动保护，观察四肢感觉、肌力及大小便变化。请感染科会诊，根据血培养结果即刻给予敏感抗菌药物头孢哌酮钠舒巴坦钠和克林霉素联合治疗，观察炎性指标变化（图 28-3）。患者腰痛及活动受限无缓解。入院 1 周后（2016 年 10 月 1 日）患者右侧下肢肌力逐渐减弱，股四头肌、胫前肌肌力 3 级，踇趾背伸肌力 2 级，踇趾跖屈肌力及其余脚趾屈伸肌力 3 级。左股四头肌、胫前肌及足踇趾背伸肌力仍为 4 级。膀胱括约肌肌力无减弱。右足趾趾尖感觉减弱。病理反射未引出。腰痛及腰椎活动受限症状逐渐加重。2016 年 10 月 10 日复查腰椎 MRI 示 L_3 椎体、L_4 椎体及其之间椎间盘炎性改变，L_4 椎体上缘骨破坏，高度减低，$L_{3\sim4}$ 椎间隙及 L_4 椎体后方可见炎性组织突入椎管，硬膜囊及神经根压迫（图 28-4）。复查腰椎 CT 示 L_4 椎体上缘有明显的骨质破坏，L_3 椎体下缘轻微骨破坏（图 28-5）。患者经抗菌药物治疗后炎性指标有所降低，但腰椎 CT 及 MRI 显示腰椎病变逐渐加重，椎体破坏进展较快，患者腰痛及活动受限不见好转，下肢肌力逐渐减弱，神经损害逐渐加重。具有手术指征。于 2016 年 10 月 13 日在全麻下行后路病灶清除、减压、内固定、植骨融合术。术中彻底清除椎管内及椎间隙病灶，解除神经压迫。考虑 L_4 上缘破坏较多，稳定性降低，从 $L_{3\sim5}$ 内固定以增加脊柱稳定性。$L_{3\sim4}$ 植入 Cage 1 枚。手术顺利，安返病房。术后继续敏感抗菌药物治疗。腰部支具制动保护。观察下肢感觉、肌力及大小便变化。定期换药观察切口处情况，监测体温及炎性指标变化。

患者术后恢复顺利。术后 48 小时拔除引流管。术后 1 周后佩戴腰部支具下地行走，腰部疼痛明显减轻，下肢无疼痛，足趾感觉恢复正常，下肢肌力恢复，双侧下肢肌力 4 级。术后病理 HE 染色可见

退变的髓核，骨组织，坏死及炎性渗出物，革兰氏染色阳性（×40）
（图 28-6）。Giemsa 染色（×100）及抗酸染色阴性（×40）。术后复
查腰椎正侧位 X 线显示 $L_{3\sim5}$ 内固定术后改变，可见 6 枚椎弓根螺钉
固定，$L_{3\sim4}$ 可见 Cage 1 枚，内固定位置及长短合适，腰椎曲度及序
列好（图 28-7）。术后 14 日后拆线，切口愈合良好，体温正常，血
常规白细胞及中性粒细胞百分比正常，红细胞沉降率、C 反应蛋白明
显降低，近于正常，给予办理出院。

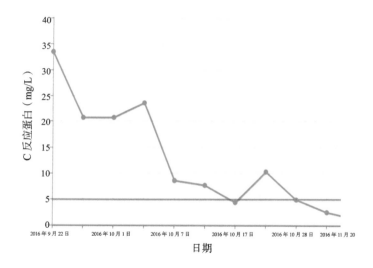

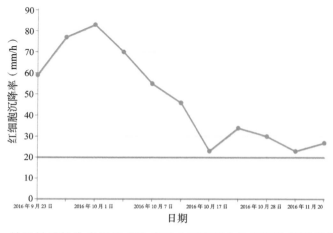

图 28-3　给予敏感抗生素及手术治疗后 C 反应蛋白和红细胞沉降率总体趋势

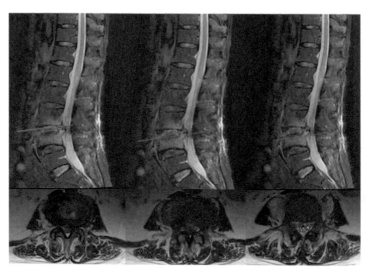

图 28-4 2016 年 10 月 10 日复查腰椎 MRI

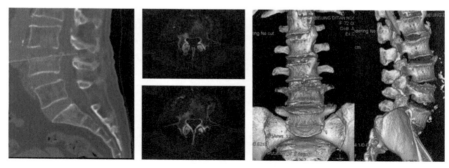

图 28-5 2016 年 10 月 10 日复查腰椎 CT

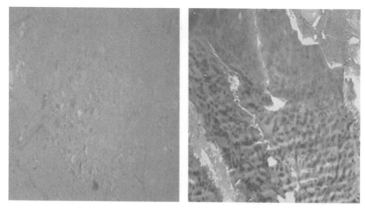

图 28-6 病灶组织 HE 染色及革兰氏染色（×40）

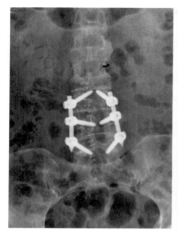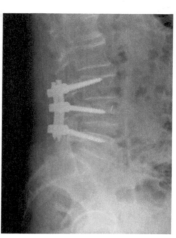

图 28-7　术后复查腰椎正侧位 X 线

【随访】

出院后继续口服头孢类抗生素治疗 3 个月。腰围佩戴 3 个月，去腰围后逐渐恢复正常生活。术后 1 年复查腰部无疼痛，活动略有僵硬感，腰椎活动可，双下肢无疼痛，下肢感觉正常，双侧下肢肌力 5- 级。腰椎感染病情无复发，内固定无失效，$L_{3\sim4}$ 融合。

病例分析

该患者为老年女性，既往曾因腰椎间盘突出症药物治疗效果不佳，局麻下行经皮腰椎间盘髓核切吸术治疗。术后一度病情减轻，之后腰痛再次加重。门诊给予腰椎 MRI 复查，结果显示 L_4 椎体终板、前上缘，$L_{3\sim4}$ 椎间盘可见异常信号。患者腰椎微创手术病史，术后在微创同节段出现异常信号，虽然患者无发热出现，我们仍考虑术后感染的可能。入院后经过化验，炎性指标高于正常，血培养检查结果为表皮葡萄球菌阳性，诊断为化脓性脊柱炎，最后病理结果证实了该诊断。通常化脓性脊柱炎全身和局部反应较重，患者往往有

233

发热、剧烈腰痛，而该患者表现不是很典型，没有发热，腰痛也不是特别剧烈，很容易被漏诊。所以对于腰椎有创术后病情反复的患者，注意必要时进行 MRI 检查，警惕化脓性感染的出现。化脓性脊柱炎往往进展较快，虽然根据血培养结果即刻给予该患者敏感抗生素治疗，但是患者腰痛及活动受限无明显缓解，而且出现右侧下肢肌力减弱。再次复查 CT、MRI 示椎体有明显的破坏，并且椎管内有炎性组织对硬膜囊及神经根造成压迫。经用敏感抗生素后患者影像学检查仍显示病情进一步进展，椎体破坏进展较快，神经损害加重，具有手术指征。我们果断选择行手术治疗。手术方式有前路、后路，或前后路联合手术。前路手术因为解剖关系，容易损伤血管、输尿管等重要结构，另外前路手术固定强度也不如后路的三柱椎弓根螺钉固定强度。我们选择了后路手术治疗，清除病灶，彻底减压，进行固定，给予病变处融合。彻底清除病灶后给予融合，并应用敏感抗生素治疗，患者腰椎感染很快得到控制。因手术及时，患者术后下肢肌力逐渐恢复，复查没有复发。

赵昌松教授病例点评

　　化脓性脊柱炎，又称脊柱化脓性骨髓炎，占所有骨髓炎的 4%，包括椎骨骨髓炎、椎间盘炎和硬膜外脓肿。化脓性脊柱炎发病多隐匿，症状不典型且不具有特异性，早期诊断困难，一旦误诊、漏诊，容易导致脊柱畸形、神经功能受损、瘫痪，甚至死亡。因此早期确诊、制定有效的治疗方案对疾病康复有重要意义。对于老年人，营养不佳，糖尿病，曾有腰部有创操作史，术后病情反复，发热，要警惕化脓性脊柱炎的出现。化脓性脊柱炎主要为血源性感染，其次

笔记

为外伤及局部蔓延。以单一致病菌感染多见，多种致病菌感染较为少见，仅占 20%。化脓性脊柱炎的主要致病菌为金黄色葡萄球菌和大肠杆菌。化脓性脊柱炎的早期，X 线片上无骨破坏表现，典型表现一般在发病后 2 周左右才显现。CT 和 MRI 可为诊断化脓性脊柱炎提供可靠的影像学依据，但确诊化脓性脊柱炎时，通常需采用血培养和病理检查。目前临床针对化脓性脊柱炎的治疗较棘手，也一直存在争议，包括抗感染治疗的时间、手术适应证及术式选择、手术入路的选择、前路植骨的安全性和常用植骨材料、一期或分期手术、是否应用内固定、微创手术在脊柱化脓性骨髓炎治疗中的应用等。该患者虽然没有发热，腰痛也不剧烈，但准确做出了化脓性脊柱炎的诊断，为治疗打下基础。经过 2 周左右敏感抗生素治疗，腰部病情仍在进展，及时复查了腰椎 MRI，并及时给予了手术治疗，得到良好的效果。明确诊断，应用敏感抗生素，选择恰当的手术时机，很好的手术方式，彻底清除病灶，重建脊柱稳定性，这是该患者成功治疗的关键。

【参考文献】

1. BORNEMANN R，MÜLLER-BROICH J D，DEML M，et al. Diagnose und behandlung der spondylitis/spondy lodiszitis in der klinikroutine[Diagnosis and treatment of spondylodiscitis/spondylitis in clinical practice]. Z Orthop Unfall，2015，153（5）：540-545.

2. SHIBAN E，JANSSEN I，DA CUNHA P R，et al. Safety and efficacy of polyetheretherketone（PEEK）cages in combination with posterior pedicel screw fixation in pyogenic spinal infection. Acta Neurochir（Wien），2016，158（10）：1851-1857.

3. HARADA Y，TOKUDA O，MATSUNAGA N. Magnetic resonance imaging

characteristics of tuberculous spondylitis vs. pyogenic spondylitis. Clin Imaging, 2008, 32（4）: 303-309.

4. LURY K, SMITH J K, CASTILLO M. Imaging of spinal infections. Semin Roentgenol, 2006, 41（4）: 363-379.

5. BERONIUS M, BERGMAN B, ANDERSSON R. Vertebral osteomyelitisin Göteborg, Sweden: a retrospective study of patients during 1990-95. Scand J Infect Dis, 2001, 33（7）: 527-532.

（权学民　整理）

病例 29
后凸畸形脊柱结核合并 HIV 感染

病历摘要

【基本信息】

患者，男性，27 岁，主因"胸背部疼痛 1 年，加重伴后凸畸形 3 个月"于 2019 年 3 月 4 日门诊入院。

现病史：患者 2018 年初出现胸背部轻微疼痛，为持续性，劳累后加重，休息后减轻，未就诊。2018 年 12 月患者胸背部疼痛加重，前往当地医院就诊，给予胸椎 X 线检查，考虑胸椎结核，后就诊于北京某医院，被诊断为胸椎结核，给予抗结核治疗（异烟肼、利福平、吡嗪酰胺、盐酸乙胺丁醇），建议择期行手术治疗。2019 年 2 月患者胸背部疼痛再次加重，不能挺胸，不能快步行走，并出现胸背部局部后凸畸形，再次前往北京某医院住院治疗，给予胸椎 X 线、CT、MRI

237

检查，被诊断为 T_7、T_8 椎体结核、继发性肺结核（浸润性、双上中下、初治），预行胸椎结核手术治疗。因患者合并 HIV 感染，遂转入我院骨科进一步诊治。患病以来患者精神、饮食、睡眠可，大小便正常，体重无明显减轻，无乏力，无午后低热，偶有盗汗，无夜间剧痛。

流行病学史：1 年前有结核患者接触史。否认经常外出就餐，否认输血及血制品应用史，预防接种史不详。

既往史：HIV 感染病史 5 年，发现即开始抗病毒治疗，方案为 3TC+TDF+EFV，定期复查 $CD4^+T$ 淋巴细胞计数及 HIV 病毒载量，控制可。否认冠心病、高血压、糖尿病病史，否认其他传染病病史，否认食物、药物过敏史。

个人史：出生、生长于原籍，无地方病疫区居住史，无传染病疫区生活史，否认冶游史，否认吸烟史，否认饮酒史，未婚未育。

【体格检查】

体温 36.7℃，脉搏 70 次 / 分，呼吸 20 次 / 分，血压 130/85 mmHg。步入病房。心、肺、腹无异常。

骨科专科情况：患者步入病房，胸背部皮肤无溃疡、窦道，皮肤颜色不红，$T_{7\sim 8}$ 处可见局部角状后凸畸形，深压痛，无叩痛，挺胸时可诱发该处疼痛，挺胸受限，四肢各关节无红肿，活动正常。四肢无肌肉萎缩，肌力、感觉、血运、肌张力正常。双膝腱反射活跃，跟腱反射正常。双侧巴宾斯基征阴性。

【辅助检查】

实验室检查

C 反应蛋白 14.5 mg/L，红细胞沉降率 6.00 mm/h，$CD4^+T$ 淋巴细胞计数 347 cells/μL，HIV 病毒载量未检测到，白蛋白 43.2 g/L，血红蛋白 174 g/L。

影像学检查

术前胸椎 X 线：T_7、T_8 椎体骨破坏，椎间隙消失，椎体密度不均匀，脊柱后凸畸形，后凸 Cobb 角约 44°。

术前 CT：T_7、T_8 椎体内空洞，溶骨性骨破坏，累及椎体大部，破坏灶内见多发不规则死骨，局部后凸畸形。

术前胸椎 MRI：矢状位 MRI 显示椎体及椎间盘病变 T_1 低信号，T_2 高信号，压脂像混杂高信号，增强后脓肿壁明显强化。冠状位 MRI 显示椎旁脓肿大而明显，左侧为重，边缘不清，压脂像混杂高信号，增强后脓肿壁强化。术前影像学检查见图 29-1。

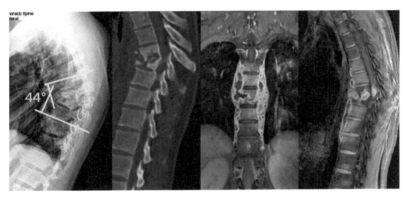

图 29-1　术前胸椎 X 线、CT 及 MRI

【诊断】

诊断：胸椎结核、脊柱后凸畸形、HIV 感染（无症状期）。

诊断依据：①青壮年男性，病程长。②既往结核患者接触史，北京某医院曾被确诊为胸椎结核、继发性肺结核（浸润性、双上中下、初治）。HIV 感染病史 5 年。③主因"胸背部疼痛 1 年，加重伴后凸畸形 3 个月"入院。④查体：胸背部皮肤无溃疡、窦道，皮肤颜色不红，约 $T_{7\sim8}$ 处可见局部角状后凸畸形，深压痛，无叩痛，挺胸时可诱发该处疼痛，挺胸受限。四肢各关节无红肿。四肢肌力、感觉、血

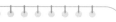

运、肌张力正常。双侧膝腱反射活跃，跟腱反射正常。双侧直腿抬高试验阴性。双侧巴宾斯基征阴性。⑤辅助检查：CD4$^+$T 淋巴细胞计数 347 cells/μL，HIV 病毒载量未检测到。胸椎 X 线、CT 及增强 MRI 检查显示 T_7、T_8 椎体破坏，脊柱后凸畸形，椎旁脓肿形成。

鉴别诊断：

（1）布鲁杆菌性脊柱炎：患者有牛羊等接触史，临床表现为波状热，大汗，腰背部疼痛，如神经受压可出现下肢疼痛、麻木，查体有下肢肌力、感觉减弱，化验布鲁杆菌凝集试验阳性，腰椎影像学检查可见腰椎受累椎体炎性改变，典型可见受累椎体"花边椎"、椎体前缘"鸟嘴状"增生改变，晚期椎体相对缘可见骨破坏。

（2）椎体转移瘤：疼痛加剧，夜间加重，患者体质衰弱，可查到原发肿瘤。X 线片可见椎体溶骨性破坏。

（3）脊膜瘤及马尾神经瘤：为慢性进行性疾病，无间歇性好转或自愈现象，常有大小便失禁。脑脊液蛋白增高。脊髓造影检查可明确诊断。

（4）化脓性脊柱炎：临床表现为畏寒、发热等急性全身中毒症状或亚急性表现。腰痛剧烈，局部压痛及叩痛，脊柱僵直。椎管内神经根刺激征象。化验显示白细胞、红细胞沉降率及 C 反应蛋白升高。影像学检查显示椎体硬化，破坏，信号异常，脓肿形成，椎间隙狭窄等。

【治疗经过】

患者入院后完善检查，积极术前准备，继续异烟肼、利福平、吡嗪酰胺、盐酸乙胺丁醇口服抗结核治疗，胸椎保护制动，观察下肢感觉、肌力及大小便变化。继续 HARRT，改善免疫状态。加强营养，改善一般情况。止痛对症处理。于 2019 年 3 月 14 日全麻下行后路病灶清除、减压、矫形、内固定、植骨融合术治疗。术中可见从病变椎间隙流出稀薄脓液。彻底清除椎间隙病灶。利用两侧纵连杆杠杆作用矫正后凸畸形。椎间隙内植入减压过程中去除正常骨组织及同种异体骨。透视确定后凸畸形矫正及内固定位置满意，用生理盐水反复冲洗。逐层关闭切口。术后继续加强抗结核药物治疗，定期复查红细胞沉降率及 C 反应蛋白，监测体温，定期换药观察切口情况，注意胸椎保护制动，观察下肢感觉、肌力变化。患者合并 HIV 感染，免疫力偏低，术后继续 HARRT，积极预防感染，营养支持。

术后下肢感觉、肌力正常。术后 48 小时拔除引流管。术后第 3 天复查胸椎 X 线显示胸椎后凸畸形较术前矫正 32°，$T_{6 \sim 10}$ 内固定术后改变，内固定位置好（图 29-2）。术后病理回报符合胸椎结核诊断（图 29-3）。免疫组化结果：CD68（＋），CK AE1/3（＋）；特殊染色结果：PAS（－），六胺银染色（－），抗酸染色（＋）。术后 1 周佩戴胸腰围支具下地行走活动，胸背部疼痛较术前明显缓解。术后 2 周切口愈合好，拆线。红细胞沉降率 16 mm/h，C 反应蛋白 20.7 mg/L，安排患者出院。

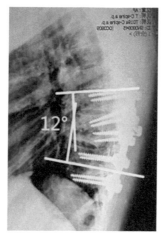

图 29-2　术后 3 天复查胸椎 X 线

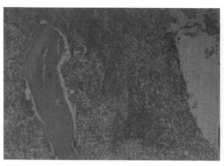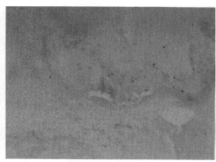

病灶处少许骨组织及纤维结缔组织，可见坏死及肉芽肿形成，抗酸染色可见阳性杆菌，符合分枝杆菌感染。

图 29-3　术后病理

【随访】

患者胸腰围支具佩戴 3 个月。术后半年复查胸椎 X 线及 CT 显示胸椎后凸畸形矫正角度未见明显丢失，T_7、T_8 骨破坏得到一定修复，内固定无松动、断裂、移位、拔除等失效情况（图 29-4）。患者胸背部略有不适，无疼痛，腰椎活动正常，下肢感觉、肌力正常。恢复正常生活（图 29-5）。术后抗结核治疗 1 年，患者病情无复发。

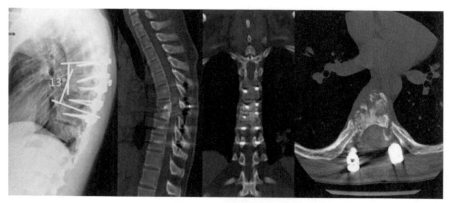

图 29-4　术后半年复查胸椎 X 线及 CT

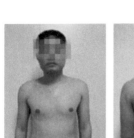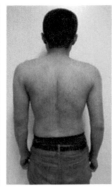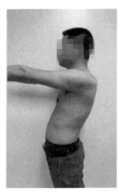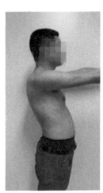

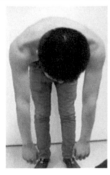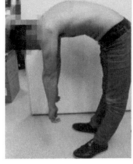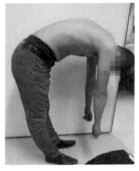

图 29-5　术后半年复查胸背部外观无后凸畸形，腰椎活动正常

病例分析

　　HIV 感染患者免疫力低下，常合并结核病，经常伴有脊柱结核出现。该患者有结核患者接触史，曾在北京某以结核病治疗为擅长的医院骨科就诊，被诊断为胸椎结核，实验室及影像学检查也支持胸椎结核诊断，术前诊断胸椎结核是没问题的，当然最后需要病理结果确诊，术后病理也证实胸椎结核的诊断。患者胸背部疼痛，脊柱后凸畸形，椎体破坏不稳，椎旁脓肿及死骨形成，具有手术指征，需重建脊柱稳定性、结核病灶清除及矫形。手术方式有前路手术和后路手术，或者进行前后路联合手术。前路手术创伤大，风险高，

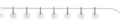

操作复杂，容易出现并发症，而且对于矫形效果差，固定不如后路经椎弓根固定牢固。根据患者病情，可选用后路手术治疗，这样降低了风险。脊柱结核对椎体造成了破坏，引起不稳定，需要给予植骨融合，内固定也增加了融合率。我们给该患者进行了后路病灶清除、减压、矫形、内固定、植骨融合术手术治疗。对于结核患者，抗结核治疗很重要，是避免复发的保证，我们术后也进行了规律的抗结核治疗。患者 HIV 感染，免疫力低下，容易出现感染等各种并发症，术后给予抗病毒及抗感染治疗，改善免疫状态，加强营养支持，积极预防手术部分感染。最后患者获得了很好的恢复。

张强教授病例点评

脊柱结核引起后凸畸形时极容易引起神经迟发性麻痹，功能难以或不能恢复。因此，脊柱结核的治疗中预防脊柱后凸的进行性加重是治疗的关键。关于脊柱结核所致后凸畸形的矫治方法，目前临床上还存在较多争论。对进展期结核性脊柱后凸畸形的手术治疗应注意：①尽可能彻底清除结核死骨；②充分的椎管减压，必要时行后凸椎体截骨；③前路或后路植骨融合，维持脊柱的稳定性；④合理利用椎弓根螺钉系统矫正畸形，最大限度地恢复脊柱的正常序列，为结核部位骨融合创造良好的生物力学环境。

脊柱结核内固定的作用包括：①术后使脊柱得到即刻稳定性，缓解患者疼痛、无法行走等病情；②能够给予病变部位很好的矫形，恢复脊柱序列及曲度；③稳定的脊柱环境也有利于结核病灶的消失及植骨融合。

脊柱后凸引起背部疼痛的主要原因是椎体破坏塌陷导致脊柱不

稳，因此，制动或手术固定融合是防止后凸进行性加重、重建脊柱稳定性、防止结核引起背部疼痛的根本治疗方法。AIDS/HIV 感染患者免疫功能已经有不同程度损害，手术风险相对较高，应规范地给予围手术期处理，包括抗结核、抗病毒及预防感染治疗，注意营养支持。该患者通过全面的术前评估、围手术期规范化抗病毒及抗结核治疗、术后积极预防并发症，同样获得满意的临床疗效。

【参考文献】

1. DAHLAN R H, OMPUSUNGGU S E, GONDOWARDOJO Y R B, et al. Spinal tuberculosis：a case series and a literature review. Surg Neurol Int，2022，13：196.

2. STIENEN M N, SPRENGEL K, BUTSCH R, et al. Tuberkulöse spondylitis - diagnose und management [Tuberculous spondylitis - diagnosis and management]. Praxis（Bern 1994），2020，109（10）：775-787.

3. DALAL S, MODI J, SOMAN S, et al. Results of single-staged posterior decompression and circumferential fusion using a transpedicular approach to correct a kyphotic deformity due to thoracolumbar spinal tuberculosis. Asian Spine J，2016，10（6）：1106-1114.

4. ALAM M S, PHAN K, KARIM R, et al. Surgery for spinal tuberculosis：a multi-center experience of 582 cases. J Spine Surg，2015，1（1）：65-71.

（张耀　赵昌松　整理）

病例 30
脊柱结核术后复发合并 HIV 感染

📋 **病历摘要**

【基本信息】

患者，男性，59岁，主因"腰背部疼痛1年余，加重伴右下肢疼痛4个月"于2017年9月2日门诊入院。

现病史：患者入院1年前无明显诱因出现腰背部疼痛，活动时加重，并有间断性发热、出汗、乏力，出汗以夜间为主，先后就诊于外地某三甲医院及某结核病医院，考虑腰椎结核，给予抗结核治疗，仍有腰痛。入院4个月前腰痛加重，活动受限明显，并出现右下肢放射痛，影响生活。2017年7月，患者就诊于我院骨科门诊，考虑腰椎结核，建议患者手术治疗，患者返家后病情不见好转，遂于2017年9月2日住院。发病以来患者精神、饮食、睡眠可，大小便控制正常，服用抗结核药物后大小便颜色变红，乏力、盗汗，体重减轻约 5 kg。

既往史：5 年前检查发现 HIV 感染，开始抗病毒治疗，方案为 3TC+TDF+EFV，定期复查，CD4$^+$T 淋巴细胞计数在 200 cells/μL ～ 300 cells/μL 间波动，HIV 病毒载量未检测到。

个人史：出生、生长于原籍，无地方病疫区居住史，无传染病疫区生活史，否认冶游史，否认吸烟史，否认饮酒史，已婚，育有 1 女，体健。

【体格检查】

体温 36.8℃，脉搏 66 次 / 分，呼吸 20 次 / 分，血压 126/75 mmHg。跛行步入病房。心、肺、腹无异常。

骨科专科情况：患者跛行步态。腰背部皮肤无红肿及破溃。L$_{1～3}$ 棘突及椎旁压痛及叩痛，不向下肢放射。双下肢皮肤感觉正常，躯体平面皮肤感觉无减退。双下肢肌力、肌张力正常。腰椎主动及被动活动明显受限，腰椎主动活动度：前屈 10°，后伸 20°，左侧屈 10°，右侧屈 20°，左旋转 10°，右旋转 20°。马鞍区皮肤感觉正常，肛门括约肌收缩正常。双侧直腿抬高试验阴性，双股神经牵拉试验阴性。双膝腱反射、跟腱反射正常存在，双侧巴宾斯基征阴性。

【辅助检查】

实验室检查

HIV 病毒载量 46 copies/mL，CD4$^+$T 淋巴细胞计数 219 cells/μL，γ - 干扰素释放试验 A 60SFCs/2.5E+5PBMC，γ - 干扰素释放试验 B 70SFCs/2.5E+5PBMC，布鲁杆菌抗体虎红平板凝集试验阴性，C 反应蛋白 11.9 mg/L，红细胞沉降率 38.00 mm/h，白蛋白 33.0 g/L。

影像学检查

自带外院腰椎正侧位 X 线片：$L_{2\sim3}$ 椎间隙变窄，L_2、L_3 椎体密度不均匀。

入院后腰椎 CT：L_2、L_3 椎体内空洞，溶骨性破坏，累及椎体大部，破坏灶内见多发不规则死骨。

入院后腰椎增强 MRI 检查：矢状位 MRI 显示椎体及椎间盘病变 T_1 低信号，T_2 高信号，压脂像混杂高信号，增强后脓肿壁明显强化。椎旁脓肿大而明显，边缘不清，压脂像混杂高信号，增强后强化。影像学检查结果见图 30-1。

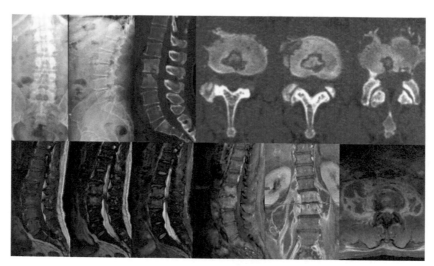

图 30-1　入院时自带外院腰椎正侧位 X 线片及入院后腰椎 CT、增强 MRI

【诊断】

诊断：腰椎结核、椎旁脓肿、HIV 感染（无症状期）。

诊断依据：①腰背部疼痛 1 年余，加重伴右下肢疼痛 4 个月。②既往 HIV 感染病史，抗病毒治疗。③查体：患者跛行步态。腰背部皮肤无红肿及破溃。$L_{1\sim3}$ 棘突及椎旁压痛、叩痛。双下肢皮肤感觉、肌力、肌张力正常。腰椎主动及被动活动明显受限。双侧直腿抬高试验阴性，双股神经牵拉试验阴性。④辅助检查：HIV 病毒载量 46 copies/mL，CD4$^+$T 淋巴细胞计数 219 cells/μL，γ - 干扰素释放试验 A 60SFCs/2.5E+5PBMC，γ - 干扰素释放试验 B 70SFCs/2.5E+5PBMC，布鲁杆菌抗体虎红平板凝集试验阴性。入院后完善腰椎 CT 及增强 MRI 检查显示 L$_2$、L$_3$ 椎体内空洞，溶骨性破坏，累及椎体大部，破坏灶内见多发不规则死骨，且椎旁脓肿大而明显。

鉴别诊断：

（1）布鲁杆菌性脊柱炎：患者有牛羊等接触史，临床表现为波状热，大汗，腰背部疼痛，如神经受压可出现下肢疼痛、麻木，查体有下肢肌力、感觉减弱，化验布鲁杆菌凝集试验阳性，腰椎影像学检查可见腰椎受累椎体炎性改变，典型可见受累椎体"花边椎"、椎体前缘"鸟嘴状"增生改变，晚期椎体相对缘可见骨破坏。

（2）椎体转移瘤：疼痛加剧，夜间加重，患者体质衰弱，可查到原发肿瘤。X 线片可见椎体溶骨性破坏。

（3）脊膜瘤及马尾神经瘤：为慢性进行性疾病，无间歇性好转或自愈现象，常有大小便失禁。脑脊液蛋白增高，奎氏试验显示梗阻。脊髓造影检查可明确诊断。

（4）化脓性脊柱炎：临床表现为畏寒、发热等急性全身中毒症状或亚急性表现。腰痛剧烈，局部压痛及叩痛，脊柱僵直。椎管内神经根刺激征象。化验显示白细胞、红细胞沉降率及 C 反应蛋白升高。影像学检查显示椎体硬化，破坏，信号异常，脓肿形成，椎间隙狭窄等。

【治疗经过】

患者入院后完善检查，积极抗结核治疗。患者营养状态差，免疫力低，注意补充营养、增强免疫力、预防感染、营养神经治疗。

经全科讨论，患者脊柱椎体破坏，稳定性降低，椎旁脓肿形成，病程长，具有手术指征，需清除结核病灶与重建脊柱稳定性。于 2017 年 9 月 7 日在全麻下行椎间孔镜辅助下腰椎病灶清除、减压、内固定、植骨融合术。手术顺利，术后继续抗结核、抗病毒及预防切口感染、脱水、止痛对症、补液、营养神经等治疗，加强雾化排痰，足踝活动，预防下肢深静脉血栓形成、压疮、泌尿系感染等各种并发症，加强监测，密切观察病情变化。患者术中失血约 1000 mL，术后术区仍有引流管，并会有隐性失血，给予输注红细胞悬液 400 mL，血浆 800 mL，输血过程顺利。

患者术后腰痛明显减轻，下肢无疼痛麻木，肌力感觉正常。术后第 3 天复查腰椎正侧位 X 线显示 $L_{1\sim4}$ 内固定术后改变，$L_{2\sim3}$ 椎间隙可见 Cage 1 枚，脊柱曲度及序列好，内固定物位置及长短合适（图 30-2）。术后第 7 天佩戴腰围支具下地行走。术后 2 周无发热，给予拆线，切口愈合良好，红细胞沉降率及 C 反应蛋白较术前降低，近于正常。于 2017 年 9 月 26 日出院，出院后继续抗结核治疗。

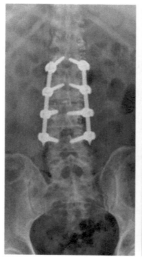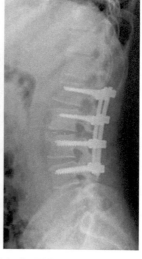

图 30-2　术后第 3 天复查腰椎正侧位 X 线

【随访】

患者出院后继续抗结核治疗，腰围支具佩戴 3 个月。术后 4 个月，发现切口瘢痕部位肿胀，破溃流脓（图 30-3），略有腰痛，下肢无疼痛麻木，感觉肌力正常。患者在外地结核病医院结核耐药试验检测结果回报利福平和异烟肼耐药，根据建议改为口服利福喷丁和丙硫异烟胺，停用利福平。患者于 2018 年 1 月再次入院治疗。查体示腰部正中可见纵行手术瘢痕长约 15 cm，手术瘢痕下端可见直径 1 mm 破口，挤压周围可见黄绿色脓液流出。腰椎棘突及椎旁压痛、叩痛，不向下肢放射。复查腰椎 CT、MRI 示双侧腰大肌脓肿，中心液化坏死，腰背部皮下异常软组织密度影，考虑炎性病变，局部窦道形成（图 30-4）。复查超声提示双侧腰大肌脓肿，局部窦道形成。复查白细胞和中性粒细胞百分比正常，C 反应蛋白正常，红细胞沉降率 23 mm/h，炎性指标趋于正常。

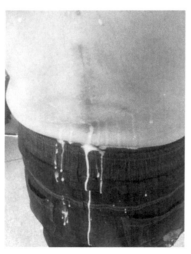

图 30-3　术后 4 个月术处出现切口部位破溃流脓

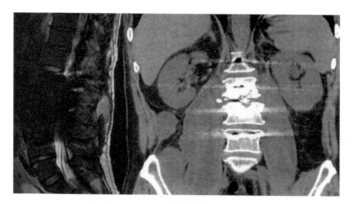

图 30-4　二次住院腰椎 CT 及 MRI

经全科讨论，患者术后术处形成窦道，有脓性分泌物流出，可先超声引导下脓腔穿刺置管引流脓液，再给予彻底清创手术。

2018 年 1 月 30 日在局麻下行超声引导下右侧腰大肌脓肿穿刺置管引流术，术后患者病情平稳，安返病房（图 30-5）。

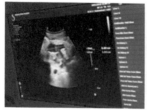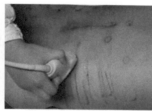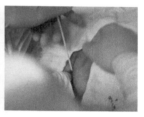

图 30-5　超声引导下右侧腰大肌脓肿穿刺置管引流

次日（2018 年 1 月 31 日）在全麻下行腰椎后路原术处清创术，手术顺利，术中出血约 400 mL，术后给予输入血浆 800 mL，输血过程顺利。注意定期换药，观察切口处情况。注意观察引流量，根据外地结核病医院结核耐药情况及意见，继续敏感抗结核药物抗结核治疗。术后腰痛消失，下肢无疼痛麻木，感觉、肌力正常。术后 2 周术处切口顺利愈合（图 30-6），患者出院。返家后继续服用敏感抗结核药物治疗 1 年。二次术后 1 年复查腰部无疼痛，活动时略有僵硬感，活动度可，下肢无疼痛麻木，腰椎结核病情无复发，内固定无失效。

 笔记

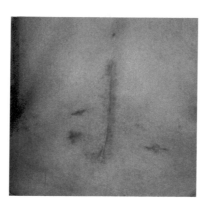

图 30-6   二次术后 2 周切口愈合良好

病例分析

  HIV 感染者由于免疫力低下，经常合并结核病，其中脊柱结核并不少见。该患者有 HIV 感染病史，临床表现、影像学检查结果都支持脊柱结核的诊断。最后诊断需要病理结果来确认，该患者术后病理也证实脊柱结核的诊断是正确的。HIV 感染经常合并营养不良，入院后给予改善营养状态。患者有下肢神经刺激症状，给予营养神经治疗，促进神经功能恢复。HIV 感染患者免疫力低下，进行手术容易出现感染等并发症，术前注意改善免疫力，积极进行 HARRT。对于结核病患者不管手术与否，抗结核药物的治疗都起到很重要的作用，术前及术后均给予规范的抗结核治疗。该患者腰大肌脓肿形成，下肢出现神经刺激疼痛表现，椎体破坏，稳定性受损，病程长，具有手术指征，我们给予了手术治疗。前路手术对于清除腰大肌脓肿及病灶有利，但前路内固定不如后路椎弓根螺钉三柱固定牢固，并且前路创伤大，容易损伤神经、血管、输尿管等重要结构，因此我们选择了后路手术。后路手术应注意清除病灶要彻底，于是

253

我们选用了椎间孔镜辅助清理病灶。将椎间孔镜放入椎间盘及脓腔，进行更好的清理。我们进行了椎间孔镜辅助下后路病灶清除、减压、内固定、植骨融合术治疗。患者术后恢复顺利。但患者出院后又出现了复发情况，考虑患者结核复发与 HIV 感染免疫力低下、营养不良及所用抗结核药物耐药有关。对于脊柱结核手术做到病灶清除彻底也很重要，要彻底引流脓液。患者复发后复查影像显示腰大肌脓肿，术处有炎性组织，并出现破溃流脓，具有手术指征。腰大肌脓肿给予超声引导下穿刺置管引流，可以持续引流出脓肿。并从腰椎后方原手术部位进入，给予彻底清创。结核耐药结果出来后给予了敏感药物抗结核治疗。最后患者得到很好的恢复，腰椎结核未再复发。

张强教授病例点评

营养不良是 HIV 感染合并脊柱结核患者较为常见的临床表现。按照临床营养不良评估标准，对进食差、营养状况差的营养不良患者应给予复方氨基酸（15）双肽（2）注射液静脉滴注改善营养状态，应用胸腺五肽改善免疫状况。根据患者情况（HGB < 90 g/L，ALB < 35 g/L）给予输血或白蛋白等。针对发热、消瘦、乏力采取相应治疗措施，改善患者身体状况。通常术前 7 天营养支持、免疫调节治疗。嘱咐患者少量多餐，选择高蛋白、高热量、易消化、富含维生素的食物。如果患者病情允许，尽量将患者的身体状况调整至最佳状态。

脊柱结核首先应该是全身性疾病，全身抗结核药物治疗是脊柱结核治疗的根本。脊柱结核术后复发与正规化疗是非常需要重视的问题，药物治疗应始终贯穿治疗的全过程。Kirkman 等根据结核分枝杆菌代谢情况将结核菌分为快速繁殖菌、间歇繁殖菌、慢速繁殖菌和完全休眠菌 4 个菌群。不同抗结核药物在细胞内外药物浓度不同，其作用机制和药物活性各不相同，目前各种抗结核药物对完全休眠菌均无效。采用治疗剂量条件下达到的细胞内外浓度与最低抑菌浓度的比值常用来评价抗结核药物的活性，采用顿服法可明显提高抗结核药物的血药峰值而提高疗效，同时抗结核药物应用的不同时期其作用也并非等效。鉴于结核分枝杆菌和抗结核药物的上述特点，脊柱结核化疗应遵循早期、规律、全程、联合、适量的原则。由于脊柱结核病理的特殊性，病灶血供差且骨组织内药物浓度低，短程或超短程化疗方案并未被广泛接受。目前有小于 6 个月超短程化疗应用于肺结核治疗的报道，但目前我国结核病控制规划仍未采纳，其主要原因为近期疗效好而远期复发率高达 15%。国内多习惯采用标准化疗方案治疗初治脊柱结核（即 3SHRE/15HRE），但患者需每天服药且服药疗程长，如果患者依从性差容易发生不规律服药或服药疗程不足。在新型高效抗结核药物或突破性治疗手段出现之前，通过加强对患者教育和督导提高患者对疾病认识是提高结核治愈率的关键。许建中等认为目前耐多药结核或超耐药结核分枝杆菌的出现给我们敲响了警钟，经验性的标准治疗方案对于耐药结核并不合适，建议对脊柱结核患者进行药敏试验，根据药敏试验结果选用二线药物并制定个体化的化疗方案，尽早发现并开展有效治疗是治疗耐药结核的关键。

脊柱结核术后复发因素包括：术前术后未行正规化疗、术后积液未早期发现和处理、自身营养状况差、术中病灶清理不彻底、术后脊柱稳定性差。诊治复发性脊柱结核的经验强调在相对开阔视野下行病灶清除，术中使用多种角度刮匙，加压冲洗或负压抽吸将病

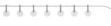
灶尽量清除干净；不主张为彻底清除病灶而切除大量骨质，椎体仅部分破坏可保留部分硬化骨；正规抗结核药物化疗才是贯穿脊柱结核全程治疗的主线。

【参考文献】

1. COX S R，KADAM A，ATRE S，et al. Tuberculosis（TB）Aftermath：study protocol for a hybrid type I effectiveness-implementation non-inferiority randomized trial in India comparing two active case finding（ACF）strategies among individuals treated for TB and their household contacts. Trials，2022，23（1）：635.

2. LI Q，LI H，AN J，et al. Transition between mycobacterium tuberculosis and nontuberculous mycobacteria in recurrent "tuberculosis" patients. Eur J Clin Microbiol Infect Dis，2022，41（8）：1127-1132.

3. YOUN H M，SHIN M K，JEONG D，et al. Risk factors associated with tuberculosis recurrence in South Korea determined using a nationwide cohort study. PLoS One，2022，17（6）：e0268290.

4. LIU Q，QIU B，LI G，et al. Tuberculosis reinfection and relapse in eastern China：a prospective study using whole-genome sequencing. Clin Microbiol Infect，2022，28（11）：1458-1464.

5. ERKENS C，TEKELI B，VAN SOOLINGEN D，et al. Recurrent tuberculosis in the Netherlands - a 24-year follow-up study，1993 to 2016. Euro Surveill，2022，27（12）：2100183.

6. KIRKMAN M A，SRIDHAR K. Posterior listhesis of a lumbar vertebra in spinal tuberculosis. Eur Spine J，2011，20（1）：1-5.

7. 郭立新，马远征，陈兴，等. 复治的脊柱结核外科治疗加短程化疗的临床研究. 中国骨伤，2010，23（7）：491-494.

8. 许建中，蒋电明，王爱民，等. 脊柱结核再次手术原因分析及治疗方案选择. 中华骨科杂志，2008，28（12）：969-973.

（张耀 赵昌松 整理）